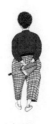

장모님의
예쁜 치매

'장모님의 예쁜 치매' 주인공 장금순 어머님은
오늘도 건강하고 행복하게 잘 지내고 계십니다.

2017년 7월 1일   장금순

백세 건강 이야기

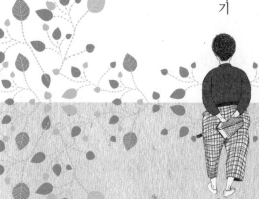

장모님의 예쁜 치매

김철수 지음

치매, 이길 수 있다

《프리미엄조선》 100세 시대 인기 연재 칼럼

공감

40대부터 치매 예방치료에 들어가야 한다

예의 바르고 영민하신 장모님에게 치매가 이토록 빨리 찾아오고, 3년 만에 악화될 줄은 몰랐다. 처음에는 우리 가족도 그저 연세가 들어 깜빡거리시는 거겠지 생각하며, 자연스레 나이 들어가는 과정으로 받아들였다. 사람은 누구나 다 나이가 들어가면서 뇌 기능이 떨어지게 마련이니까. 하지만 그렇게 단순히 생각하고 넘길 일이 아니었다. 시대와 환경이 예전과는 많이 달라졌기 때문이다.

100세 시대에 치매는 누구에게나 찾아오게 되어 있는 예약된 손님이다. 전에는 수명이 짧아서 치매 환자가 그리 많지 않았고, 치매가 중증으로 진행되기 전에 세상을 떠나는 경우가 많았다. 하지만 점차 과학이 발달하고, 건강관리에 관심이 많아지고, 영양이 풍부해지면서 머지않아 평균수명이 100세를 넘어 120세까지 늘어날 것이라고 한다. 그러니 조금 과장하자면 이제 누구나 치매 환자가 될 것을 예상해야 하는 것이다.

지금 83세인 장모님은 치매 초기 증상이 있어 3년 전부터 모 대학병원에서 치매 진행을 늦추고자 지속적인 관리를 해왔다. 발병 초기에는 그런대로 혼자서도 생활이 가능했다. 하지만 증상이 악화되고 더 이상 혼자 생활할 수 없는 상황이 되어 우리 집으로 모신 지 6개월이 넘어간다. 장모님을 모시면서 치매에 대해 좀 더 관심을 가지게 되고, 치료 방법도 적극적으로 연구하기 시작했다. 양쪽 분야를 다 공부한 덕분에 양한방 통합적인 지식으로 한방 치매예방치료약을 개발하여 현재 임상, 치료 과정에 있다.

이렇게 개발한 처방과 치료로 증세에 호전을 보이는 환자들이 많다. 70세의 뇌로 혈관성치매 판정을 받은 스물네 살의 청년의 경우, 병원에 올 때 부모와 동행해야 할 정도로 상태가 좋지 않고, 부정적인 행동으로 인해 사회생활조차 어려웠다. 양의학적 치료를 받으며 한약 치료를 병행했는데 증상의 급격한 호전을 보였고, 열심히 치료를 받고 있는 지금은 혼자 병원에 다니는 것은 물론 30킬로그램 무게의 배낭을 메고 혼자서 제주 올레길을 여행하며 자신의 미래에 대해 생각할 수 있을 정도로 상태가 좋아졌다.

또 다른 사례로, 60대 교수이자 작가인 한 환자는 갑작스런 가정 불화의 스트레스로 집을 찾아가지 못하는 급격한 공간인지장애 증상을 일으켜 치료를 시작했다. 이분은 아직 치매는 아니지만 치매의 경고 증상으로 판단하여 치료 중이며, 다행히 치료를 받고 다시 안정을 찾은 후 지금은 유쾌하고 긍정적인 가정생활과 의욕적인 사회생활을 이어가고 있다.

이처럼 치매는 얼마든지 예방과 치료가 가능한 병이다. 물론 양의학적으로 치료가 되는 정상압수두증으로 인한 치매, 양성 종양으로 인한 치매 등 특수한 치매도 있다. 혈관성 치매도 일찍 발견하면 완치가 가능하다. 하지만 알츠하이머 치매와 같은 퇴행성 치매는 진행을 늦추는 것이 치료의 주목적이다. 필자 나름대로는 한약으로 치료하면서 완치 단계까지 가보려고 양한방의 처방 원리를 접목해 연구

치료에 매진하고 있다. 다행히 치료 중인 환자분들이 다 호전되고 있어 연구에 더욱 최선을 다하고 있다.

치매는 아무 예고 없이 어느 날 갑자기 찾아오는 병이 아니다. 무려 발병하기 20년 전부터 치매의 징조를 보이기 시작한다. 대수롭지 않게 넘기지 않고 즉시 치매 예방에 집중한다면, 시작 단계에서 예방도 하고 생활습관도 고쳐 얼마든지 진행을 막을 수 있다. 무엇보다 중요한 것이 예방이다. 그래서 치매 예방에 더욱 힘을 기울이고 있다.

한창 나이인 40~50대에 무슨 치매 걱정을 하느냐고 생각할 수도 있지만 결코 그렇지 않다. 뇌는 매일매일 조금씩 기능이 떨어진다. 평균수명 100세인 고령화시대에 누구도 치매를 피할 수 없는 이유이다. 치매를 예방하려면 젊었을 때부터 뇌를 가꾸는 것이 중요하다. 하지만 습관을 바꾸는 일은 그리 쉬운 일이 아니다. 치매의 경고 증상이 보일 때, 그때를 놓치지 않아야 한다. 완벽하게 피해갈 수는 없겠지만 치매가 진행되지 않도록 예방치료와 생활습관 개선으로 뇌를 건강하게 유지하며 행복한 노후를 보낼 수 있다. 건강하고 정상적인 40~50대 가운데 약 80퍼센트가 이미 치매를 향해 가기 시작한다고 보아야 한다. 그러니 40대부터는 예방치료 프로그램을 적극적으로 실천하는 것이 좋다. 건강을 지키려고 예방주사를 맞는 것처럼 누구나 반드시 해야만 하는 일이다.

치매는 자신이 지나온 과거의 시간과 자신의 남은 인생을 송두리째 앗아가지만, 배우자와 다른 가족들의 생활과 인생까지도 모조리 뒤흔드는 아주 지독하고 잔인한 질병이다. 그러니 나이와 상관없이 치매가 시작된다 싶으면 바로 치료에 들어가야 하고, 그렇지 않더라도 생활습관을 개선해야 한다. 예방과 치료를 당장 시작해야 하는 것이다.

필자에게 주어진 이 공간을 통해 어떻게 하면 치매를 예방하고, 치매를 잘 극복할 수 있는지 얘기해보려고 한다. 치매를 예방하고 치료하는 데는 의학적인 것뿐만 아니라 생활환경도 중요한 요소이다. 그래서 필자가 직접 가정에서 보고 느끼고 겪는 치매 환자의 이야기를 나누고자 한다. 의사로서 유용한 의학 정보를 제공하는 것은 물론, 치매 환자와 그 가족들을 위해 필자의 경험을 나누는 것이 이

글의 행복한 목표라 하겠다.

요즘 환자들을 대할 때마다 "건강백세, 똘똘백세!"라는 말을 전하고 있다. 몸도 건강해야 하지만, 정신이 건강해야 진정한 건강이 아닐까 생각한다. 장모님의 치매가 더 진전되지 않도록 최선의 마음과 정성을 다해 모시고 있다. 예쁜 모습으로 오래오래 행복하시기를 바라는 마음을 담아 치매와 더불어 지혜롭게 살아가는 방법을 안내할 것이다.

김철수

차례

4장 치매에 가장 좋은 약, 사랑

치매, 이길 수 있다

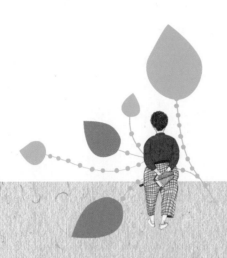

1
100세 시대에 치매는
예약된 손님

백세 건강이야기

예쁜 치매 유지하기

예쁜 치매와 미운 치매

지난봄부터 아내가 장모님이 이상하다고 했다. 늘 바쁘게 사는 아내를 이해하면서도 안쓰러워하시던 장모님이 아내와의 전화 통화에서 자주 안 찾아온다며 서운해 하더니 급기야 언성을 높이며 화를 내시더란다. 혼자 지내시면서 외로움과 서운함이 쌓이셨나보다 생각했었는데, 그게 본격적인 치매 증상의 시작이었다.

며칠 후 아내가 반찬을 싸들고 장모님을 찾아갔다. 장모님은 줄곧 노인정 이야기만 하시며 자식보다 더 소중하고 고마운 곳이라고 반복해서 계속 이야기하셨다고 한다.

올해로 83세이신 장모님은 3년 전부터 깜빡깜빡하는 증상이 있었다. 노인정에서 집으로 오시다가 헤매기도 하고, 혼자 척척 해결하던 은행 업무도 벅차하셔서 아내가 관리비 납부 등을 대신해드려 왔다. 모 대학병원에서 각종 검사 후 알츠하이머 치매가 의심되어 3년째 치매약을 복용해오셨다. 하지만 그동안은 증상이 심하지 않아 혼자 생활하시는 데 큰 문제가 없었다. 자존심과 자립심이 강한 장모님은 늘 바쁜 자식들한테 행여 방해라도 될까봐 스스로 조심하며 혼자서도 잘 지내오셨다.

하지만 이번에는 달랐다. 직감적으로 불안감을 느낀 아내는 다음 날도 장모님을 찾아갔다. 그전에 가져다드린 여러 가지 반찬 중에 유독 한 가지 반찬통만 비어 부엌에 나와 있는 것을 보고 냉장고를 확인하니 다른 반찬은 손도 대지 않은 채 그대로였다. 왜 그것만 드셨냐고 하니 다른 반찬이 있었느냐고 되묻기에 냉장고 문을 열어 확인시켜드리자 겸연쩍어하셨다고 한다.

그제야 집안 구석구석을 둘러보니 엉망이었다. 평소 유난히 깔끔하던 분이었는데 지저분해진 것으로 보아 치매가 심해진 것이다. 더 이상 장모님 혼자 생활하는 건 불가능하다고 판단한 아내는 장모님을 돌봐줄 도우미를 구하고 그날로 장모님을 집으로 모셔왔다.

우리 가족은 15년여를 각자 자치적으로 생활하고 있다. 아내는 회사를 경영하고 나는 병원을 운영하고 큰아이는 회사에 다니면서 가사를 자율적으로 분담하고 있다. 빈 밥통을 먼저 보는 사람이 쌀을 안치고, 아내는 세탁기를 돌리고, 나는 일주일에 한 번 청소기를 돌리는 식이다. 덕분에 따로 도와주는 사람 없이도 자유롭고 평화롭게 잘 살고 있다.

하지만 순식간에 상황이 달라졌다. 아내와 나는 무조건 장모님 모시는 것을 최우선으로 하고, 오전 9시부터 오후 7시까지 근무가 가능한 가사도우미를 구했다. 장모님께 안방을 내드리고, 우리 식구 모두 장모님의 상태를 관찰하기에 급급했다.

치매에도 '예쁜 치매'와 '미운 치매'가 있다고 한다. 대소변을 못 가리고 늘 안절부절못하며 밤에는 가족들이 잠을 설치게 하거나 욕하고 화내고 감추고 욕심부리고 억울하다고 호소하는 등 다른 사람을 괴롭게 하는 것이 미운 치매라면, 인지기능은 많이 떨어지더라도 전두엽의 손상이 적어 감정 조절이 잘 유지되는 경우를 예쁜 치매라고 할 수 있겠다. 이는 평소에 선한 생각, 남에게 피해를 주지 않으려는 생각, 즐거운 생각 등을 많이 하는 긍정적인 생활로 인해 여기에 관여하는 뇌세포의 기능이 발달되어 어느 정도 뇌세포가 파괴되었음에도 아직 상대적으로 기능이 많이 유지되고 있기 때문이다.

물론 치매가 예쁠 수는 없다. 장모님 역시 기억 장애와 언어 장애, 시공간파악 능력이나 계산력 등이 떨어지는 등 여러 가지 증상을 보이신다. 하지만 아직은 혼자서 식사도 잘하시고, 대소변도 잘 가리시고, 오히려 평소보다 잘 웃으시고 기대 이상으로 밝게 생활하신다. 피할 수 있다면 좋겠지만 기왕에 치매에 걸렸다면 누구나 치매에 걸릴 수 있다는 사실을 받아들이고 치매 환자에게 사랑하는 뇌세포가 많이 유지되는 '예쁜 치매'가 될 수 있도록 함께 노력하는 것이 좋지 않을까 싶다. 무엇보다 치매에는 가족의 사랑이 가장 좋은 약이기 때문이다.

화를 자주 내는 것도 치매의 증상

치매는 잘 아는 사람인데도 이름이 기억나지 않는 단순건망증과 달리 그 사람이 누구인지 전혀 기억이 안 나는 상태, 즉 기억 전체를 잊어버렸거나 집 주소, 가족 이름 같은 아주 중요한 기억조차 잊었거나, 건망증이 점점 심해지는 등 여러 가지 인지 장애가 일어나 일상생활 전반에 큰 지장이 발생하는 경우를 말한다.

치매를 의심할 수 있는 증상은 여러 가지가 있다. 첫 번째로 흔히 알다시피 건망증이 심해지거나 기억이 전반적으로 떨어지는 증상이다. 자주 깜빡거리고, 같은 말을 반복하거나 한 번 물어본 것을 되묻고, 돈처럼 중요한 물건을 잘 잃어버려서 항상 무언가를 찾는다.

두 번째 증상으로는 언어 기능 장애이다. 하고 싶은 단어나 말이 금세 잘 떠오르지 않아서 물건 이름이나 사람 이름을 바로 대지 못하고, 말을 더듬거나 고유명사 대신 '그것'이라는 대명사로 표현하는 경우가 많아진다.

세 번째로는 계산력이 떨어진다. 더하기 빼기조차 어려워지고 물건 값을 제대로 계산하지 못 해 장보기가 힘들어지거나 지갑에 잔돈이 수북이 쌓이기도 한다.

네 번째로는 시간과 공간에 대한 지남력이 떨어진다. 오늘이 며칠인지, 무슨 요일인지 잘 모른다. 늘 다니던 길이 낯설어지거나 길을 잃고 헤매기도 한다.

다섯 번째로는 의욕이 떨어져서 매사 귀찮아한다. 계속 누워 있거나 잠만 자며 아무것도 하지 않으려고 한다. 말이 줄어들고 우울증처럼 감정 표현이 적어지고 무뎌진다. 속옷을 잘 갈아입지 않고, 차림새에 신경을 쓰지 않는다. 취미나 좋아하는 텔레비전 프로그램에도 흥미가 사라진다.

여섯 번째 증상으로는 성격이 변하는 것을 들 수 있다. 사소한 일에 화를 내거나 주위 사람들을 배려하지 않고 고집이 세진다. 사리에 맞지 않게 남을 험담하는 일이 잦고, 주변 사람들로부터 요즘 성격이 이상해졌다는 말을 자주 듣는다면 치매를 의심해볼 수 있다.

일곱 번째로 이해력과 판단력이 떨어진다. 문제를 제대로 해결하지 못하고 중간에 멈추는 일이 잦고 일을 엉뚱하게 하기도 한다.

여덟 번째로 물건을 엉뚱한 곳에 두고는 까맣게 잊어버린다. 다시 찾지 못해 도둑맞았다고 오해한다.

아홉 번째로는 늘 해오던 익숙한 일을 잘 하지 못한다. 갑자기 김치를 담그기 힘들어지거나 제대로 담그지 못해 맛이 완전히 바뀐다.

열 번째로는 전반적인 뇌 기능의 저하를 느끼는 경우이다. 직장생활을 제대로 하기 힘들고 사회생활도 힘들어진다.

이처럼 치매에는 다양한 증상이 있다. 평소 성격이나 생활습관에 따라서, 혹은 치매의 종류에 따라서 증상에 차이가 있을 수 있고 발생하는 순서도 다를 수 있다. 흔히 기억력 장애나 판단력 장애만 치매의 증상으로 알고 있는 경우가 많은데 그렇지 않다. 성격 변화나 부적절한 감정의 표출, 굼떠진 행동 등 성격적이고 감정적인 변화가 있을 때도 병원을 찾아 검사를 해보는 것이 좋다.

의학적으로 치매는 발병 원인에 따라 혈관성 치매와 퇴행성 치매, 그리고 기타 치매로 크게 세 가지로 분류된다. 혈관성 치매는 뇌혈관이 터져서 생기는 경우도 있지만 주로 혈관이 막혀서 오는 경우가 많다. 퇴행성 치매는 나이가 듦에 따라 뇌세포나 신경망이 죽거나 약해져서 발생하는데 알츠하이머 치매가 주를 이루며 파킨슨씨병 치매, 루이체 치매, 전두측두 치매 등이 있다. 기타 원인 치매는 술, 약물중독, 비타민 부족, 종양, 내분비 질환 등 여러 가지 질병에 의해 기타 치매가 올 수 있다. 치매의 증상은 전두엽, 측두엽, 두정엽 등 발병 부위에 따라 다양하다.

TIP 치매 환자의 방에는 숫자가 크고 단순한 디자인의
달력을 놓는다.

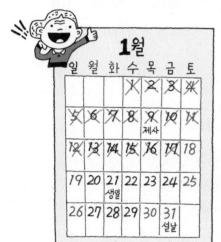

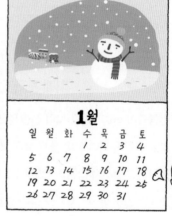

숫자가 크고 평일과 주말, 공휴일이 색으로 구분된 단순한 달력이 좋다.
하루가 지나면 환자가 날짜를 표시로 지우도록 한다.

흔히 치매에 걸린 사람을 바보 취급하고 무시하거나 심지어 중증 치매의 경우 가족조차 꺼려하는 경우가 있다. 하지만 치매는 충분히 극복할 수 있는 병이며, 이길 수 있는 싸움이다. 대부분의 치매는 한 순간에 기억력과 판단력을 잃지는 않는다. 서서히 증상이 나타나며 겉으로는 일반 노인과 구분할 수 없는 경우도 많다. 따라서 치매는 예방과 조기 발견이 가장 중요하다. 조기에 발견하여 적절한 치료를 받으면 더 이상의 악화는 막을 수 있다. 상태를 호전시키거나 발병 원인에 따라 완치도 가능하다.

치매 자가 점검 요령

1. 건망증이 심하거나 기억이 전반적으로 떨어진다.
2. 하고 싶은 단어나 말이 금세 잘 떠오르지 않는다.
3. 계산력이 떨어져 더하기 빼기가 잘 안 된다.
4. 다니던 길이 낯설어지거나 길을 잃고 헤맨다.
5. 의욕이 떨어져 매사 귀찮고 아무것도 하지 않으려 한다.
6. 성격이 변해 갑자기 화를 내거나 남을 배려하지 않고 고집이 세진다.
7. 이해력과 판단력이 떨어져 문제를 제대로 해결하지 못한다.
8. 물건을 엉뚱한 곳에 두고 남을 의심한다.
9. 늘 해오던 익숙한 일을 제대로 하지 못한다.
10. 전반적인 뇌 기능의 저하로 직장생활이나 사회생활이 힘들어진다.

인정하고 받아들이기

새로운 갈등

장모님과 같이 살게 되면서 생활습관의 사소한 차이가 잦은 갈등의 원인이 되었다. 장모님은 새로운 환경에 맞게 바뀌어야 하고, 우리 가족도 장모님을 배려하며 지금껏 살아온 환경을 변화시켜야 했다. 건강한 사람도 아니고 늙고 치매에 걸린 장모님한테 변화는 그 자체로 시련이었다. 그 시련은 가족들에게는 더 크나큰 시련이었다.

평생을 희생하는 마음으로 굳세게 살아오신, 성함도 굳세어라 장금순인 장모님은 무조건 당신이 다 해야 하고, 무조건 아껴야 하고, 무조건 정리를 해놔야 직성이 풀리는 성격이셨다. 고향이 개성인 분이라 워낙 부지런하고 검소하셔서 우리 집에 오신 다음 날부터 전쟁

아닌 전쟁이 벌어졌다.

새벽같이 일어나서 딸이 일어나기 전에 밥을 차려줘야 하고, 식사 후에는 당신이 설거지를 해야 하고, 청소도 빨래도 당신이 하셔야 했다. 사위집에 왔으니 뭔가 밥값을 해야 한다는 생각에 이 일 저 일을 하시려다 아내와 충돌이 일어났다.

인지능력이 떨어지니 주방 세제 대신 액체 손 비누를 쓰시고, 설거지도 헹굼이 제대로 되지 않고 그릇이 끈적거려 다시 씻어야 했다. 냉동고에 김치를 넣고 냉장고에 만두를 두는 등 냉장실로 가야 할 것이 냉동실로 가고, 음식물 쓰레기와 일반 쓰레기가 뒤섞여 집 안에 하루살이가 날아다녔다. 주방 일을 절대 하지 마시라고 해도 틈만 나면 설거지에 집착하여 부엌이 엉망이 되곤 했다.

아내는 언성이 높아지고, 병으로 인해 새로운 변화를 수용하지 못하고 더욱 고집이 세진 장모님과 사사건건 부딪혔다. 두 사람의 마찰은 급기야 장모님이 울고불고 격하게 행동하는 사태까지 불러왔다. 그냥 하시게 놔두라고 해도 아내는 물러서지 않았다. 그토록 명민하고 사리 분명하던 엄마의 변화에 아내는 화가 나 있었다.

말도 안 되는 황당한 행동들이 치매로 인한 변화라는 것을 누구보다 잘 알면서도 정작 아내는 장모님의 급작스런 변화를 받아들이지 못했다. 예전의 능력 있고 똑똑하던 엄마에 대한 기억과 무의식적인 기대가 병든 엄마의 변화를 쉽게 받아들이지 못하도록 막고 있는 것 같았다.

아직은 몇 가지 인지능력이 떨어질 뿐 장모님의 자존심이나 가치관은 정상이고, 말할 때도 멀쩡한 사람 같은데 그런 이상한 행동을 보이는 것이 아내로서는 더욱 혼란스러운 모양이었다.

장모님은 어떤 세제를 사용했는지 기억하지 못하고, 자신이 제대로 설거지를 하지 못한다는 것과 자신의 설거지가 도움이 안 된다는 사실을 이해하지 못하고, 그러니 설거지를 안하는 것이 옳다는 판단을 하지 못하고, 설거지를 그만두는 새로운 행동을 실행하지 못하고, 자신의 입장과 위치에 대해서만 서러워하며 부적절한 감정을 참지 못했다.

장모님은 꽤 오래전의 일을 생생하게 기억하기도 했다. 하지만 처음 서울에 집을 장만해 사셨던 고향 같은 장충동을 기억하지 못하고, 손자 이름도 모르는 등 기억이 뒤죽박죽이었다. 방금 전에 일어난 일이나 며칠 전에 있었던 일을 기억하지 못하는 것은 다반사고, 점심식사 후 얼마 지나지 않아 왜 밥을 안 먹느냐고 하시기도 했다. 그러면서도 어떤 일은 오히려 생생하게 기억하기도 해서 어떤 일정한 규칙이 적용되는 것은 아니었다.

기억이 뒤죽박죽인 것은 기억과 연상 작용을 담당하는 뇌세포 손상이 부분적으로 여러 곳에서 손상되었기 때문이다. 일부는 기능이 왔다 갔다 하기도 한다.

뇌는 앞쪽에서 뒤쪽으로 전두엽, 두정엽, 후두엽으로 나누어진다. 옆에는 측두엽이 있으며, 맨 뒤쪽에는 소뇌가 있다. 알츠하이머 치매는 해마를 포함한 측두엽 장애가 먼저 일어나고, 이어서 측두엽과 측두엽 인근의 두정엽 장애가 발생하며, 이어서 전두엽 장애로, 다시 두정엽을 포함한 뇌 전체로 진행되는 것이 일반적인 순서이다.

흔히 기억을 주로 담당하는 해마의 손상으로 인해 기억 장애가 먼저 나타난다. 이어 인근의 측두엽과 두정엽에 장애가 생기면 사물의 이름이 떠오르지 않거나 남의 말을 잘 알아듣지 못하는 등의 언어 장애, 더하기 빼기 등이 서툴러지는 계산력 장애, 그리고 익숙한 길이 낯설게 느껴지는 공간기억이 나빠지고, 나중에 전두엽이 손상되면 의욕상실로 무기력하거나 우울해하며, 충동억제 장애로 화를 내거나 난폭해지는 등 판단력 장애에 따른 비정상적인 문제 행동이 발생한다. 전두엽의 운동영역이나 전운동영역이 손상되어 팔다리에 힘이 빠지거나 젓가락질이 서툴러지고 사레가 잘 들리거나 대소변 조절이 어려워질 수 있다.

장모님 역시 측두엽 장애로 인한 전향적인 새로운 인식이 안 되어 바뀐 환경에 잘 적응하지 못했다. 또한 고집 부리고, 왜 당신의 설거지가 오히려 피해가 되는지 이해가 안 되는 판단력 장애와 노기 등의 부적절한 감정조절 장애 등 전두엽 증상까지 보였다.

치매 환자를 돌보는 가족의 자세

장모님의 변화를 안타까워하고 가여워하다가도 이내 실망하고 속상해하는 아내를 보며, 어떻게 치매에 대해 올바른 인식을 심어줄 것인지 생각했다. 아내에게는 무엇보다 똑똑하고 존경하던 엄마가 이제는 병에 걸린 환자임을 인식하는 것이 우선이었다.

치매 환자를 돌보는 가족이라면 먼저 환자를 이해하고 받아들이는 자세가 필요하다. 누구나 치매에 걸릴 수 있음을 알아야 하고, 치매 걸리기 이전의 모습에 기대하기보다는 현재 할 수 있는 일에 대해서 그 정도만 해주어도 좋다는 수용의 자세를 가지는 것이 현명하다. 또한 치매 환자의 행동을 무시하거나 야단치지 말고, 안 된다는 말도 되도록이면 적게 하는 것이 좋다.

치매 환자는 감정적으로 상당히 민감한 경우가 많다. 남아 있는 뇌세포와 신경망의 기능이 단순하여 가는 길이 그 길밖에 없고 돌아가는 길이 없어 겉으로 보기에는 일방적이고 증폭되어 나타난다. 가족들이 불안해하고 짜증스러워하면 환자 역시 그러한 감정을 그대로 전해 받아 급격한 감정 기복을 보이거나 과격하고 흥분된 행동을 보일 수 있다. 치매 환자의 인지기능은 많이 떨어져 있지만 말기 치매가 아닌 이상 감정까지 잃어버린 것은 아니다. 감정이 단순하여 좋고 싫음으로 반응하며, 제어능력이 약하여 흥분을 잘하며 나쁜 감정의 잔상은 오래간다. 그러니 가족들이 환자를 잘 이해하여 최대한 평정심을 유지하고 환자가 편안하게 지낼 수 있도록 해야 한다.

인지능력이 떨어져서 어린아이 같은 행동을 보이더라도 절대 자존심을 상하게 하는 말이나 행동을 해서는 안 된다. 환자를 인격적으로 존중하고 사랑으로 대하는 것이 궁극적으로 치매 치료에도 도움이 된다.

치매는 환자 가족의 역할이 매우 중요하다. 집안에 치매 환자가 생긴다면 가족들은 치매에 대한 의학적인 지식뿐만 아니라 치매 환자를 대하는 태도나 치매 환자와의 소통법을 배워야 한다. 조사 결과 치매지원센터 등에서 치매 교육을 받은 가족과 그렇지 않은 가족은 비교할 수 없을 정도로 삶의 질에서 확연한 차이를 보이는 것으로 드러났다.

조기에 발견하지 못하고 치료가 되지 않아 오랜 기간 말기치매를 앓게 되는 치매 환자의 경우 가족이 날마다 환자를 씻기고 먹이고 입히고 지키는 데 매달려야 한다. 경제적·정신적으로 엄청난 부담을 떠안게 되는 것이다. 치매의 조기 발견이 중요한 이유이다.

치매는 일찍 발견할수록 진행을 늦출 수 있고, 중증 치매의 기간을 짧게 할 수 있으므로 그리 절망적인 병이 아니다. 평소에 하던 일상생활을 유지하고, 체력에 맞는 적절한 운동을 하면서 처방받은 약을 빼먹지 않고 먹는다면 충분히 치매와 함께 살아갈 수 있다.

**치매 환자의 방에는 시간 표시가 확실한 큰 글자의
시계를 놓는다.**

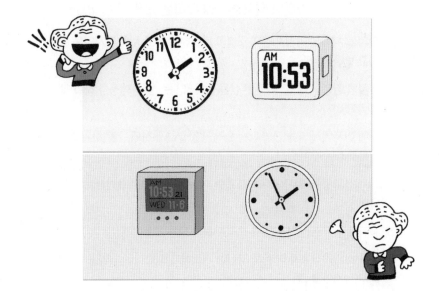

멀리서도 볼 수 있는 큰 숫자와 바탕과 글자 대비가 확실해
시간을 바로 알아볼 수 있도록 한다. 글자가 많거나 숫자가 없는
시계는 시간을 잘 알 수 없어 환자에게 혼동을 준다.

치매 위험이 높은 만 60세 이상이라면 가까운 보건소에서 무료로 치매 검진이 가능하다. 언제든지 보건소를 방문하면 치매선별검사를 받을 수 있으며, 더불어 치매예방교육도 받을 수 있다.

가족이 치매 환자를 대하는 요령

1. 환자를 치매 걸리기 이전의 모습과 비교하지 말고 치매 환자임을 인정하고 받아들이자.

2. 환자의 감정을 해치거나 자존심을 상하게 하는 말과 행동을 하지 않도록 주의하자.

3. 치매 환자에게 말을 전할 때는 요점만 간결하게 하되, 기억하기 쉽도록 반복해주는 것이 좋다.

4. 의사 전달할 때 환자의 이해를 돕는 행동이나 문자로 표현하는 것도 도움이 된다.

5. 환자에게 무조건 아무 일도 하지 못하게 막는 것은 좋지 않다.

6. 작은 소일거리를 주어 환자 자신이 가족에게 필요한 존재임을 느끼게 해주는 것이 좋다.

7. 환자를 인격적으로 존중해주고 따뜻한 사랑으로 대하는 것이 치매 치료에도 도움이 된다.

긴 싸움의 시작

분노의 표출

설거지를 못하게 하는 아내, 틈만 보이면 부엌으로 들어가시는 장모님, 이를 지켜보는 사위. 장모님을 모셔온 후 이런 장면이 우리 집에 한동안 지속되었다. 아내는 장모님이 어린애처럼 말귀를 못 알아들으니 강한 자극을 주어서라도 새로운 습관을 들여야 된다고 믿었고, 장모님은 설거지만큼은 바로바로 해야 된다는 고정관념에서 헤어 나오지 못하셨다.

우리 집에 오신 지 사흘째 되던 날 밤에는 돈이 없어졌다며 밤새 지갑에서 돈을 꺼내어 세고 또 세셨다. 잠을 설친 그다음 날은 주무시다가 이상한 신음 소리를 냈다. 놀라서 뛰어가 보니 귀신에라도 홀린 듯 팔을 마구 휘젓고, 마치 금방 숨이 넘어갈 것처럼 이상한 소리를 내며 입을 실룩거리셨다. 눈을 못 뜨고 계속 소리를 지르셔서 일으켜 앉혔지만 몸이 연체동물처럼 축 늘어졌다. 겨우 진정되는가 싶더니 장모님은 아내를 노려보며 신세타령과 함께 욕을 마구 퍼부어댔다. 아내는 장모님이 돌아가시는 줄 알고 잘못했다고 빌며 펑펑 눈물을 쏟았다.

장모님은 그다음 날 낮에도 기력이 회복되지 않아 거의 누워만 계셨다. 무표정한 얼굴은 부어 있었다. 조금 기력을 되찾은 뒤에는 음식 조절이 안 되어 과식을 하고, 그로 인해 소화 장애를 일으키고 급기야 탈수로 정신이 오락가락하는 상황까지 벌어져 수액을 맞고서야 겨우 회복되었다.

갑작스레 생활환경이 바뀐 탓인지 장모님을 우리 집으로 모셔오자마자 며칠 사이에 태풍이 지나간 듯 많은 일들이 벌어졌다. 이후 한차례 비슷한 일이 또 있었다. 그 뒤로도 장모님의 설거지 전쟁은 계속되었지만 반복적인 설거지 만류 교육으로 설거지에 대한 장모님의 집착은 조금 줄어들었다. 그래도 여전히 틈만 보이면 단숨에 설거지를 하고 마신다. 물론 장모님이 설거지한 그릇들은 다시 씻어야 했지만 어느 정도 진정된 아내의 이해와 포기로 인해 일단 집안에 다시 평화가 찾아왔다. 첫 번째 고비를 무사히 넘긴 것이다.

노기의 분출, 고집, 이해되지 않는 상황에서 흘리는 눈물 같은 부적절한 감정의 표출, 무표정한 얼굴, 판단력 저하 등은 전두엽 장애로 인한 증상이다. 전두엽은 뭔가를 '할까 말까'와 종합적 판단, 그리고 운동기능을 담당한다. '할까' 하는 의욕 기능이 소실되면 멀쩡하게 일 잘하던 사람이 갑자기 딴 사람이 된 것처럼 무기력해지고, 평소 좋아하던 것에도 흥미가 없어지며 아무것도 하지 않으려 한다. 우울증과 증상이 유사하여 치료 시기를 놓칠 수도 있다.

'말까'를 담당하는 충동억제 기능이 손상되면 참을성이 없어지고 여러 가지 충동을 제어하지 못해 성적 욕구의 무절제한 분출이나 식욕 억제의 어려움을 겪고, 화를 참지 못해 성격이 고약해지거나 폭력적이 된다. 우리 뇌는 정보를 종합적으로 판단하여 목표와 계획을 세우고 이를 달성하고자 다양한 생각을 하는데, 이런 기능이 떨어지면 목표가 없고 무계획적이고 변화에 융통성이 없어 고집이 세지고 운전이나 요리 같은 기술을 요하는 복잡한 일을 하기가 어렵다.

또한 운동기능을 담당하는 세포가 파괴되면 얼굴 표정이 굳어 변화가 적고 팔다리에 힘이 빠지며 자세가 구부정해지고 행동이 굼뜨고 종종걸음을 한다. 때로는 참아야 하는 상황인데도 괄약근 조절이 안 되어 대소변을 참지 못하는 경우도 있다. 그래도 장모님의 경우는 전두엽 장애 증상이 그다지 심하지 않은 편이었다. 아직은 예쁜 치매 단계이니 얼마나 다행인지 감사한 마음마저 들었다.

치매 환자와 늘 같이 생활해온 경우와 달리 따로 살다가 함께 살게 되는 경우, 환경 변화로 인한 스트레스가 매우 크다. 환자는 물론 그 가족들도 마찬가지다. 얼마나 더 많은 고통이 기다리고 있을지 알 수 없으니 두려움도 클 수밖에 없다. 아내 입장에서도 친정을 떠난 지 30년이 넘었으니 새로운 삶을 시작하는 것이나 마찬가지고, 장모님도 혼자 지내시다가 우리 가족과 함께 지내게 되셨으니 넘어야 할 산이 많을 것이다.

앞으로 긴 시간 치매라는 고약한 병과 싸워나가야 할 장모님과 그 모습을 곁에서 지켜봐야 하는 아내를 생각하니 가슴이 뻐근하게 아파왔다. 의사로서 자식으로서 그 무거운 짐을 조금이라도 덜어드리고 싶었다. 내가 할 수 있는 일은 장모님과 아내를 진심으로 이해하고, 의사로서 최선의 치료법을 찾아내는 것이었다. 그동안 모 대학병원에서 해왔던 양의학적 치매 치료에 한의학적 치료를 병행하기로 마음먹었다.

서서히 진행되는 퇴행성 치매

알츠하이머 치매를 비롯한 퇴행성 치매는 서서히 진행된다. 해마를 포함한 측두엽 장애가 먼저 온 후 두정엽 장애가 생기고, 이어서 전두엽 장애를 일으키고 다시 전체적으로 나빠지는 것이 일반적인 순서다.

베타아밀로이드라는 비정상적인 단백질이 뇌세포 파괴의 주된 원인이 되며 측두엽에 먼저 쌓이고 이어 두정엽과 전두엽으로 퍼져나간다. 또한 사용하면 발달하지만 사용하지 않으면 약해지는 불용증상이 겹쳐 퇴화의 속도가 달라진다.

국내 발병 치매는 주로 베타아밀로이드가 쌓여 생기는 퇴행성 치매의 일종으로 65세 이상에서 발생이 증가하는 알츠하이머성 치매가 가장 많다. 전두엽 장애를 잘 일으키는 혈관성 치매는 다른 치매와 달리 40~50대에서도 흔하게 나타난다. 알츠하이머는 주로 기억력을 담당하는 측두엽에서 뇌 손상이 시작되는데, 전두엽 치매는 무엇을 할까하는 의지나 시동·충동억제나 조절·복잡한 일을 분석하고 판단하여 새로운 일을 계획하는 기획기능·논리적 사고·운동 등을 담당하는 부분이 먼저 손상된다. 따라서 전두엽 치매에 걸리면 기억기능이 비교적 온전하므로 단순히 성격이 바뀌거나 우울하거나 무기력한 것처럼 보여 치매라고 의심하기 어려울 수 있다.

해마는 측두엽의 안쪽 측면에 위치하며 주로 기억의 수납을 담당하는 기억중추이다. 해마 영역이 작아지면 치매 위험이 높아질 수 있다. 해마가 손상되면 특히 초단기기억이 약해져 방금 한 말이 기억나지 않아 같은 말을 반복하거나 물어본 것을 계속해서 묻게 된다. 단기기억 장애로 약속을 잘 잊어버리는 경우와 최근의 기억이 잘 떠오르지 않는 경우이다. 반면에 오래되고 중요한 기억은 신피질이 담당하므로 단기기억보다 비교적 기억 장애가 늦게 온다.

깜박깜박하는 증세가 심해지고 이어 해마 옆의 다른 측두엽과 두정엽으로 퍼져나가면 언어 장애가 생겨서 사람 이름 같은 고유명사를 잘 떠올리지 못한다. 더 진행되면 수리계산능력이 떨어져 돈 계산이 안 되고 장보기도 힘들어질 수 있다. 반대편 해마의 공간기억능력 저하로 익숙한 길이 낯설어져 길을 잃기도 한다.

전두엽 장애 초기 증상도 보이기 시작한 장모님께 한약을 쓰기 시작했다. 대다수의 치매 환자가 그렇듯 처음에는 장모님 역시 모든 것이 호전되는 것처럼 보이다가도 어느 날 갑자기 증상이 심해져 가족들에게 실망을 안겼다. 하지만 시간이 지날수록 많은 것이 호전되기 시작했다. 달라진 환경의 영향이 클 수 있다. 장모님 혼자 지내시다가 가족과 함께 생활하면서 규칙적인 식사와 수면 등 생활 습관이 나아지자 상태도 몰라보게 호전되었다. 한약의 도움도 컸다

사실 한의학적 접근은 주관적이고 추정적이며 경험과 직관에 의존한다. 그래서 미병未病(아직 병으로 인식되지 않은 경우) 치료에 가치를 부여한다. 반면에 현대의학은 정확한 근거를 바탕으로 객관적이고 과학적이며 통계와 진단에 의존하여 이병已病(이미 병으로 인식된 경우) 치료에 집중한다. 한의학은 조금 다르다. 이병으로 진단될 경우 이미 심각하게 삶의 질이 황폐해지는 질환, 즉 중풍이나 치매는

이병이 아닌 미병 단계에서 치료가 시작되어야 한다고 본다. 근거만 따지고 정확한 진단적 결과가 나올 때까지 기다릴 수만은 없다. 진단상 치매가 아니더라도 치매의 징조를 보인다면 미리 치매를 예방하는 생활과 예방치료를 겸해야 한다고 판단하는 것이다.

양의학에서는 치매 예방으로, 먼저 뇌혈관 질환을 예방하여 머리에 피가 잘 돌게 하고, 뇌세포가 빨리 늙지 않게 생활습관을 관리하고, 원인이 확실하여 고칠 수 있는 치매를 조기에 발견하고자 노력한다. 이는 치매에 대한 양의학적 미병 치료의 의미를 가진다.

한의학에서는 뇌순환의 장애가 되는 어혈과 습담을 치료하고, 뇌세포 손상을 보호하고자 열을 내리고, 뇌세포의 재활을 돕는 보신補腎을 한다. 퇴행성 질환은 신腎(콩팥, 방광 등의 비뇨기와 성기, 정소, 난소, 자궁 등의 생식기와 뇌, 등골, 뼈, 머리카락, 내분비 기능을 넓은 의미의 신으로 본다. 각각의 세포 활력, 즉 생명력도 신의 영향을 받는다)이 허해지는 경우로 보고 보신하는 것이다.

조기 발견도 일종의 미병 치료다. 흔히 우울증 증상과 비슷해 치매로 의심하지 않고 치료 시기를 놓치는 경우가 있다. 반대로 치매가 아닌 노인성 우울증인 경우도 있다. 치매는 아니지만 기억력이 떨어져 치매처럼 보이는 것을 '가성 치매'라고 말할 수 있는데, 치매와 유사한 증상을 보이지만 뇌병변이 없는 기능성 장애로 대부분 노인성 우울증에서 나타난다. 가성 치매는 급성이며 진행이 빠르고 유발 인자가 뚜렷하다. 실제 기억력이나 집중력 감퇴보다는 본인이 느끼는 주관적 저하가 더 크다.

치매 환자의 경우 인지기능 장애가 먼저 오고 우울감이 오는 경우가 많지만, 노인성 우울증은 우울감이 먼저 오고 인지기능 장애가 온다. 하지만 우울감이 먼저 온 것을 느끼지 못하는 경우가 많아 가족들은 인지기능 장애가 먼저 온 것으로 오해할 수 있다.

기억력 저하와 무기력증을 보이는 노인에게서 노인성 우울증과 치매를 구분하기란 쉽지 않다. 노인성 우울증은 치매의 전구 증상일 수 있으며, 치매가 되기 쉽기 때문이다. 무엇보다 가족들이 지속적으로 관심을 가져야 한다. 평소 자주 대화를 나누며 일상생활에서 보이는 증상을 파악한 뒤 전문가에 의한 정확한 진단과 적절한 치료를 받게 하는 것이 가장 중요하다.

치매의 바다

스스로를 내려놓는 시간

기력을 회복하신 장모님의 일상은 일단 겉으로는 평온해 보였다. 하지만 늘 다니던 당신 아파트의 노인정 친구들과 혼자만의 조용한 일상을 그리워하셨다. 평소 혼자 지내는 것이 적적할 때도 있지만 그래도 혼자 생활하는 게 편하다며 좋아하셨다. 딸네서의 새로운 생활보다 이전의 생활이 그리웠지만 당신의 독립생활이 불가능하다고 판단하는 아내와의 마찰로 인해 장모님은 괴로워하셨다. 그런 장모님을 위해 아내는 우선 정성들여 가꾸던 화분 30여 개를 우리 집으로 옮겨왔다. 또 필요한 물건과 옷가지를 챙겨와 장모님 방을 완벽하게 꾸며드렸다. 최대한 새로운 환경에 잘 적응하실 수 있도록 배려하고 노력했다.

사경을 헤매는 듯한 모습에 충격을 받은 아내는 이후 태도가 완전히 달라져 최대한 장모님의 입장을 헤아리려 애쓰며 극진히 대했다. 하지만 아내가 신경을 쓸수록 장모님은 당신 집으로 돌아가지 못하게 한다는 원망 섞인 생각에 마음의 벽을 더욱 굳게 쌓으셨다. 당신을 돕는 도우미 아주머니도 관리해야 하고, 딸네 집 살림도 도와야 한다는 장모님의 책임감으로 인해 모녀간의 마찰은 더욱 심해졌다.

평소 하루도 안 움직이는 날이 없을 정도로 활동적이시던 장모님은 뭔가를 배우러 다니거나 무슨 일이라도 해야 한다는 고정관념을 갖고 계셨다. 아내는 평생 고생하셨으니 이제는 비서 겸 친구 겸 함께 있는 도우미 아주머니와 재미있게 노셔도 된다며 팽팽히 맞섰다. 장모님은 결사적으로 부엌일을 거들려 했고, 아내는 한 치도 지지 않고 못하시게 했다. 그런 마찰이 일어난 날은 어김없이 체하거나 앓아누우셨다. 그러고는 매일 문안 전화를 하는 아들에게 당신 집으로 보내달라며 떼를 쓰셨다.

이런 일이 며칠 간격으로 계속 반복되자 아내는 장모님 집을 처분해서 아예 단념시켜야겠다며 일을 강행했다. 지방대학에서 근무 중이라 어머님을 모시지 못해 늘 미안해하는 처남한테 달려가서 기어코 결론을 내고 왔다. 아내와 처남이 번갈아 장모님을 이해시키고 설득해 결국은 집이 인생의 전부라고 생각하던 장모님의 동의를 받아냈다. 어쩔 수 없이 받아들이시긴 했지만 섭섭한 마음만큼이나 그 후유증도 매우 컸다. 아쉬움과 존재감 상실로 인해 며칠 간격으로 네다섯 번이나 고통이 몰아쳤다. 하염없이 울기도 하고, 체하기도 하고, 실신하기도 하며 당신의 전부였던 집을 힘겹게 내려놓으셨다.

장모님이 자기 자신을 내려놓듯 집을 단념하고 내려놓는 시간은 가족 모두에게도 아픔의 시간이었다. 집이 없어지면 자신의 존재감도 없어진다고 생각한 장모님은 집이 돈의 형태로 바뀐 걸 도무지 인정하기 싫으셨던 것이다. 심지어 이해를 못하고 집을 빼앗겼다고까지 생각하셨다. 새로운 기억에 대한 장애, 즉 학습장애로 인해 이해가 되지 않고 판단이 따르지 않으니 새로운 변화를 수용 못하고 고집으로 나타나는 것이다. 이처럼 치매는 삶의 모든 것을 빼앗아가는 무서운 병이다. 아무것도 소유할 수 없다. 자신의 추억뿐 아니라 자기 자신조차도. 살아 있으면서 모든 것을 잃는 것처럼 가혹한 일이 또 있을까?

젊은 사람들에게 소화기 장애는 별것 아닌 일로 치부되기 쉽지만 노인의 경우는 다르다. 노인에게 있어 소화기 장애는 때때로 심각한 병이 되기도 한다. 설사를 한 번 하더라도 탈수 현상이 심각해지고 혈압이 떨어지고 머리에 피가 돌지 않아 뇌가 마비되는 쇼크가 일어날 수 있다. 그런 뒤에는 뇌손상이 생겨 한동안 더 멍청해진다. 장모님 역시 대수롭지 않게 그냥 넘길 수 있는 상태가 아니었다. 다행히 집에 수액이 준비되어 있어 곧바로 링거 두 병을 맞으시고는 입에 침이 고이고 회복되셨다.

나이가 들면 얼굴이나 몸이 늙어가듯이 뇌도 늙어간다. 질병이나 생활습관이 나쁜 경우 남들보다 뇌가 더 빨리 늙거나, 장수로 인해 어느 정도 이상 뇌가 늙으면 치매가 된다.

강물을 타고 바다로 떠내려가듯 뇌가 늙어가면서 치매의 바다로 떠내려간다. 예전에는 그리 오래 살지 않았으니 치매의 바다에 도착하기 전에, 혹은 치매의 바다에 도착해도 오래 머물지 않고 세상을 떠났다. 요즘은 배가 좋아져서 대부분이 바다에 도착하고, 그곳에 머무는 시간도 길어졌다. 평균수명이 늘어났기 때문이다. 그러니 치매의 바다로 떠내려가지 않으려는 예방과 노력이 절실해졌다.

나쁜 생활습관은 하구 쪽으로 오히려 노를 저어가는 것이고, '치매의 바다가 멀지 않았음'이라는 팻말에 빨리 도착하게 된다. 팻말은 징조 증상이다. 치매의 바다가 풍기는 냄새가 나기 시작하고 물살도 점점 빨라지는 곳이다. 습관을 바꾸기란 매우 힘들다. 냄새가 나기 시작하면 '어이쿠!' 하고 정신 차려 이때부터라도 상류 쪽으로 방향을 바꿔 열심히 노를 저어야 된다. 상류에서부터, 즉 젊어서부터 빨리 떠내려가지 않도록 노력하는 삶이 '똘똘백세'를 보장한다.

주위 풍경에 휩쓸려 자신도 모르게 하류로 흘러왔다면 지금부터라도 열심히 상류 쪽으로 노를 저어야 한다. 노를 젓는 것은 뇌혈관을 젊게 유지하려는 노력과 뇌세포가 빨리 늙지 않게 뇌를 훈련시키는 것, 그리고 뇌세포에 독이 되는 흡연, 과음, 마약 같은 독극물을 멀리하는 것이다. 평소에 치매 징조를 보이던 환자들에게 처방하던 한약을 장모님께 좀 더 맞춤 처방으로 지어드렸는데, 그 덕분인지 장모님의 상태는 점점 호전되어가는 듯했다.

머리가 시원해지고 침침하던 눈도 훤해졌다며 나를 칭찬하셨다. 아침저녁으로 식사 중간에 드시게 하는데 내가 직접 출근 전에 드리고 퇴근하고 와서 드리니 더더욱 좋아하셨다. 평소 쓴 약을 잘 드시는 편인데도 장모님은 약을 드시고는 어린아이처럼 찡그리며 너무 쓰다고 내게 어리광을 부리셨다. 나는 그런 장모님이 좋았고 쓴 약을 열심히 드셔주는 것에 감사했다.

나는 치매인가?

치매와 준치매 사이에 명확한 경계가 있는 것이 아니어서 '치매다' '아직 치매가 아니다'라는 진단적 의미는 사실 그리 중요하지 않다. 정확한 진단은 보건소나 병원에서 받으면 된다. 현재 나의 뇌 기능이 좋은지, 내 연배의 사람들과 비교했을 때 괜찮은지, 과거에 비해 최근에 많이 나빠지지 않았는지를 점검하는 것이 무엇보다 중요하다. 객관적으로 측정하기 쉬운 일은 아니지만 머리가 나빠지는 속도가 빠르다면 말년에 치매로부터 자유로울 수는 없다

그러면 나는 치매인가? 진짜 치매 환자는 인식 능력이 떨어져서 본인이 치매라는 사실을 인식하기 어렵다. 가족이 빨리 아는 것이 중요한 이유이기도 하다.

다음은 치매 조기 발견에 참고할 만한 내용이다. 의학적인 진단 기준은 아니지만 생활 속에서 알아차릴 수 있는 내용을 소개한다. 치매가 의심된다면 전문가에게 먼저 상담해보는 것이 좋다.

• 건망증이 심하다

1. 방금 전화를 끊었는데, 상대방의 이름을 모른다.
2. 같은 것을 몇 번이나 말하고, 묻는다.
3. 물건을 잘 잊어버리거나 엉뚱한 곳에 두고는 찾지 못해 도둑맞았다고 사람을 의심한다.
4. 새로운 것이 외워지지 않는다. 약속을 잘 잊어버린다.

• 판단력, 이해력, 집중력이 떨어진다

5. 요리·정리·계산·운전 등의 실수가 많아졌다.
6. 터무니없는 값을 치르고 물건을 산다.
7. 이야기의 이치가 맞지 않는다.
8. 텔레비전 프로그램의 내용이 이해하기 어려워졌다.

환자가 오늘 해야 할 일을 메모지로 전달한다.

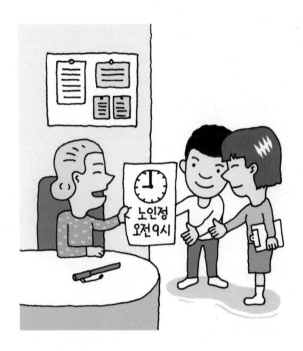

환자가 해야 할 일과 시간 표시를 함께 그려 이해하기 쉽게 알려준다.
일정표나 메모지 등은 환자의 삶에 의욕을 주기도 한다.

• 시간·장소를 모른다

9. 약속 일시나 장소를 틀리는 일이 많다.

10. 익숙한 길에서도 길을 잃어버린다.

• 성격이 변한다

11. 별것 아닌 일에 화를 낸다.

12. 주위 사람들을 배려하지 않고 고집이 세졌다.

13. 자신의 실패를 남의 탓으로 돌린다.

14. "요즘 이상해졌다"는 소리를 자주 듣는다.

• 불안감이 강하다

15. 혼자 있게 두면 두려워하거나 외로워한다.

16. 외출 시 가져갈 물건을 몇 번이나 확인한다.

17. "머리가 이상해졌다"고 당사자가 호소한다.

• 의욕이 없어진다

18. 속옷을 갈아입지 않고, 차림새에 신경 쓰지 않는다.

19. 취미나 좋아하는 텔레비전 프로그램에 흥미가 사라졌다.

20. 매우 우울해져서 무언가 하는 것을 귀찮아하고 싫어한다.

치매 간이 검사 체크리스트

구분	질문	점수
1	오늘은 ○○년 ○○월 ○○일 ○요일입니까? 지금은 어느 계절입니까?	5점
2	당신의 집 주소는 ○○시 ○○구 ○○동 여기는 어디입니까? (학교, 시장, 집, 병원 등)	4점
3	여기는 무엇을 하는 곳입니까? (마당, 안방, 화장실, 거실 등)	1점
4	물건 이름 세 가지 대기 (예: 나무, 자동차, 모자)	3점
5	3~5분 후에 질문 4의 물건 이름을 다시 말해보라고 한다.	3점
6	숫자 계산 능력 : 100 빼기 7은? 또 7을 빼면? 또 7을 빼면? … (또는 '삼천리강산'을 거꾸로 말해보라고 한다)	5점
7	물건 알아맞히기 (예: 연필, 시계 등을 보여주며 뭐냐고 묻는다.)	2점
8	오른손으로 종이를 집어, 반으로 접고, 무릎 위에 놓기(3단계 명령)	3점
9	5각형 두 개 겹쳐서 그리기	1점
10	'간장 공장 공장장' 따라하기	1점
11	옷은 왜 세탁을 해서 입습니까?	1점
12	길에서 남의 주민등록증을 주웠을 때, 어떻게 하면 쉽게 주인에게 되돌려줄 수 있습니까?	1점
총점	( )점 / 30점	
판정	•19점 이하 : 확실한 치매 •20~23점 : 치매 의심 •24점 이상 : 정상	

치매, 이길 수 있다

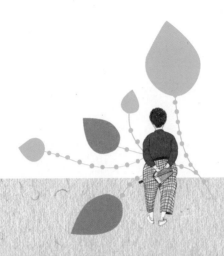

2

치매에 대한 오해와 진실

백세 건강 이야기

치매의 씨앗

치매 환자를 위한 시설

기력이 조금씩 회복되자 장모님은 새로운 것을 원하셨다. 늘 뭔가를 하고 싶어 하셨다. 도우미 아주머니께서 하시는 빨래를 개는 것은 물론, 야채를 사오면 모두 다듬어야 직성이 풀렸다. 아침저녁으로 한방치매치료약을 드시면서 점점 총기가 있어지시고 건강해지신 장모님은 의욕적인 요구를 하셨다. 뭐든 배울 수 있는 학교에 보내달라는 것이었다.

아내는 지인에게서 정보를 얻고, 건강보험센터에 의뢰를 하고, 요양원과 치매 환자 보호센터 등 여기저기 돌아다녔다. 퇴근하고 집에 돌아오니 아내가 풀이 죽은 채 몇 가지 프로그램 안내서를 보여주었다. 아내는 장모님이 마땅히 갈 만한 곳이 없다며 적잖이 실망했다.

며칠 후 의료보험공단에서 관리자가 방문하여 장모님의 치매 등급 테스트를 하러 온다고 했다. 여기서 적합 판정을 받으면 치매 환자를 위한 데이케어 시설에 갈 수 있었다. 프로그램이 있는 시설에 아침저녁으로 출퇴근하는 형식이었다. 늘 뭔가를 배우는 것에 목말라하시던 장모님에게 딱 맞는 곳이었다. 장모님이 학교를 좋아하시니 그곳에 보내드리면 좋을 것 같았다. 위치도 동네 가까운 곳에 있다며 반가운 마음에 한걸음에 달려간 아내는 풀이 죽어 돌아왔다. 시설도 그런대로 괜찮아 보이고 프로그램도 좋으나, 그곳에 계신 어르신들은 치매 정도가 너무나 심해서 무표정하고 감정조차 없어 보인다는 것이다. 겉으로는 전혀 치매 환자로 보이지 않는 장모님과 그분들이 하루 종일 같이 있어야 한다는 것이 가슴 아프다고 했다.

장모님께 며칠 후면 학교에 다닐 수 있는지 없는지 시험을 치는 분들이 온다고 말씀 드리자, 무척 기뻐하시며 어떻게 대답하면 되느냐고 묻고 또 물으셨다. 드디어 그날이 왔다. 아내에게 들으니 처음 우리 집으로 모실 때 딸을 가리키며, "쟤는 누구야?" "여기가 어디야?" 하고 심한 기억 장애를 보이시던 모습은 없어지고, 정중하고 예의 바르게 반기시며 묻는 말에 고분고분 대답을 잘하셨다고 했다.

"어르신, 밖에 나가셨다가 길을 잃어버리면 어떻게 해야 하지요?"

"……지나가는 사람한테 파출소 데려다 달라고 해서…… 경찰아

저씨한테…… 우리 집 찾아 달라고 해야지."

"네, 잘 하셨어요. 그런데 주소를 혹시 외우실 수 있나요?"

"음…… 아, 용인시 죽전구…… 죽전구 기흥동 죽전 동원로얄아파트……."

너무나 정확하고 똘똘하게 대답하시며 친절하고 단정하시니, 공단에서 나온 두 분이 좋은 말을 남기고 가셨다고 한다.

"아주머니, 정말 복이 많으신 것으로 아세요. 치매가 심해서 욕하고, 화내시고, 얼마나 힘든 분들이 많은데요. 어머님은 참 좋으신 성품 그대로 치매가 예쁘게 걸리셨네요. 불행 중 다행이니 좋게 생각하셔야 합니다."

아내는 직감적으로 데이케어 시설에 가서 공부하게 해드리기는 틀렸다고 생각했다. 장모님 상태가 좋으시니 다행이라고 해야 할지, 시설에 못 가게 되었으니 안타까워해야 할지 헷갈렸다. 장모님이 원하시는 대로 못해드려서 속이 상한 아내는 심통 난 아이처럼 내게 말했다.

"여보! 우리 이렇게 등급 판정 애매한 치매 환자들, 엄마처럼 저렇게 예쁜 치매에 걸린 어른들 모실 수 있는 병원 하나 차리자. 의료보험공단에서 등급 안 나오는 분들만 모시는 예쁜 치매병원! 어때?"

차라리 치매 증세가 심하면 치매 프로그램이 잘 되어 있는 요양병원에 입원시키면 되겠지만, 주로 기억만 잘 못하실 뿐 자존심이나 가치관 등은 비교적 온전한 장모님 같은 분들이 갈 만한 곳이 없었다. 기댈 곳은 역시 가족 품밖에 없었다. 부부가 다 같이 바깥 활동을 하는 우리 가족의 경우 낮에는 전적으로 도우미 아주머니에게 의존할 수밖에 없다는 사실이 안타까웠다.

장모님 같은 예쁜 치매 환자들이 갈 만한 곳은 정녕 없는 걸까? 집처럼 가족처럼 편안한 요양 시설이 어디 없을까? 아무리 열심히 찾아봐도 눈에 들어오는 곳이 없었다. 결국 우리 가족은 장모님을 모시고 치매와의 전쟁을 벌이기로 마음먹었다.

위험 신호

나이와 함께 떨어지는 뇌 기능! 이 상태로 간다면 과연 몇 살쯤 치매에 도달할까? 물론 뇌 기능을 측정할 수 있는 명확하고 객관적인 방법은 아직 없다. 만일 측정 방법이 있어 치매 예상 나이가 100세이고, 신체 나이로 볼 때 80세까지 산다면 이론상 치매와는 인연이 없다. 반대로 신체 나이는 100세까지 산다는데 뇌 기능이 80세까지만 정상 작동한다면 80세 이후에는 치매의 늪에서 살아야 한다. 무려 20년이다.

TIP 치매 환자의 옷이나 물건 등은 이름표를 붙여
정리 수납한다.

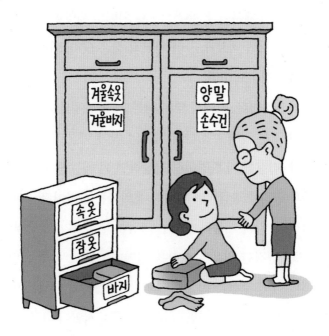

환자가 평생 사용해서 익숙한 서랍장에 이름표를 붙이고
계절별로 입는 옷을 찾기 쉽도록 함께 정리한다.

사고사가 아닌 병사 또는 자연사라면 누구나 짧은 기간 치매에 빠졌다가 생을 마감한다. 특히 알츠하이머 치매 같은 퇴행성 치매의 경우 누구에게나 치매의 씨앗이 뿌려져 있다. 대개 정상적으로 뇌 기능이 나빠지는 것은 씨앗이 때에 맞게 싹을 틔우는 것이고, 치매가 다른 사람보다 이른 나이에 시작되는 것은 살면서 치매의 싹을 일찍 틔워 키웠기 때문이다. 유전적으로 치매의 씨앗이 잘 부화하고 남들보다 싹이 훨씬 빠르게 자라 비교적 젊은 60대 이전에 치매의 바다에 빠지는 경우도 있다.

문제는 뇌 환경이다. 치매의 싹은 나쁜 뇌 환경에서 더 잘 자란다. 건강한 뇌 환경은 잎이 무성하여 치매의 싹이 비집고 들어갈 틈을 주지 않는다. 건강한 뇌 환경이란 정상적인 뇌 기능 잎이 충분한 영양분과 물과 공기를 공급받아 열심히 동화작용을 하여 건강한 잎이 무성한 상태다. 잎이 게을러지거나, 영양분과 산소가 든 충분한 수액이 안 오면 건강한 잎은 무성함을 잃어버리고 그 틈새를 비집고 나온 치매의 싹이 무서운 속도로 자란다. 게을러지면 뇌는 약해진다. 쓸수록 튼튼해진다. 하지만 너무 급하게 두서없이 마구 쓰면 쓰레기가 많이 생긴다.

혈관성 치매도 싹이 자란다. 싹이 잘 자라는 환경은 과체중, 고혈당, 고지혈증으로 동맥경화와 고혈압이라는 싹을 내민다. 이때부터라도 관리를 잘 하면 뇌출혈과 뇌경색의 가능성이 줄어들고 이로 인한 혈관성 치매의 가능성도 줄일 수 있다.

치매의 씨앗은 20년 전부터 싹을 틔운다. 그러니 40~50대에 나타나는 위험신호에 특히 주목해야 한다. '설마 내가, 내 나이가 얼만데……' 하고 무심히 지나쳤다가는 나중에 뼈아픈 후회를 하게 될지도 모른다. 40~50대는 치매의 싹이 잘 자라지 못하게 뇌 환경을 바꿀 수 있는 나이이고, 또한 싹을 손쉽게 뽑아버릴 수 있는 시기이다. 이미 나이가 들어서 깜빡거림이나 잦은 건망증이 정상적인 뇌의 노화 과정에서 나타나는 뇌 기능 저하라면 노인성 건망증으로 볼 수 있다.

노화 속도가 완만하여 예전에는 80세 전에 생을 마감하는 경우가 많아 큰 지적 문제가 유발되지 않았다. 그러나 지금 같은 100세 시대에는 계곡으로 내려가는 길이 완만해도 오래 내려가다 보면 치매의 골짜기로 빠지지 않는다는 보장이 없다.

치매로 가는 시간이 충분하다면, 즉 현재 나이가 80~90대가 아닌 40~50대라면 위험신호를 진지하게 받아들여야 한다. 초기 싹은 아예 증상조차 없는 경우도 많다. 싹이 보이는 것도 어느 정도 성숙했을 때 보인다. 알츠하이머 치매의 싹은 점점 커지면서 존재감을 과시하며 눈에 띄기 시작한다. 싹이 커질수록 뽑기도 힘들어진다. 그러니 싹이 움트기 시작했을 때 제거해버려야 한다.

다음 증상의 정도가 일과성이고 정도가 가벼우면 문제가 되지 않는다. 그러나 증상이 반복적이어서 본인 스스로 평소와 많이 다르다고 느끼거나, 남의 눈에도 그렇게 보인다면 치매의 싹이 자라고 있다고 보아야 한다.

40~50대 치매의 싹 체크 리스트

1. 초단기 기억 장애로 이미 한 이야기나 질문을 반복하는 일이 잦아졌다.

2. 물건을 자주 잃어버리거나 문단속 등을 자주 깜빡한다.

3. 약속을 잘 잊어버린다.

4. 익숙한 사물의 이름이나 친한 사람의 이름이 잘 떠오르지 않는다.

5. 남의 말이 이해가 되지 않는다. 말귀가 어두워졌다는 말을 듣는다.

6. 매사 관심이 없고 의욕이 떨어지며 삶의 활력이 뚜렷히 줄어들었다.

7. 옷이나 차림새에 신경을 쓰지 않는 등 패션에 무감각해졌다.

8. 화를 잘 내고 충동을 절제하기 힘들다.

9. 남을 배려하는 마음이 적고 예의가 없어졌다.

10. 말에 두서가 없어지고 조리가 없다.

11. 요리 등 복잡한 일이 서툴러지고, 두 가지 일을 동시에 하면 한 쪽은 꼭 실수를 한다.

12. 젓가락질이 서툴고 음식을 자주 흘린다.

13. 머리에 안개 낀 듯, 때로 보자기를 뒤집어쓴 듯 머리 회전이 잘 안 된다.

치매 환자를 위한 사회복지 서비스

조기 발견	• 지역 보건소에서 '치매 체크리스트' 설문지 배포 　(보건소 방문 또는 출장 점검 가능) • 점검지를 통해 징후가 발견되면 정밀검사를 위한 병원 지정 • 소득에 따라 진단과 치료과정에 발생되는 본인부담금의 일부 감면 • 치매 판정을 받고 '보건소통합정보시스템'에 등록되면 　거점 병원의 도움을 받아 국가에서 개입하여 관리
보험	• 의료보험에서는 치매 진단 및 치료에 필요한 비용 지원 • 장기요양보험에서는 정해진 기준에 따라 1~3등급으로 판정된 　중증 치매 환자에 대해 요양비용 지원 • 등급 판정에 따라 재택서비스, 치매주간보호, 입소보호를 받게 됨
약제비 지원	• 국가에서는 정해진 기준에 따라 치매 치료제를 복용하고 있는 　저소득층 환자에 대해 약제비 지원
치매 상담 센터	• 각 지역 보건소는 치매 관련 상담 및 교육 등을 제공하는 　치매상담센터 운영 (일부 지역은 독립적인 형태의 치매센터 운영)
치매 교육	• 치매 환자 가족들은 정부가 제공하는 치매교육 프로그램에 　참여하여 전문적인 치매 케어 기술을 배울 수 있음
인식표 제공	• 치매로 인해 환자 실종이 우려되는 경우, 보건소에 신청하면 　무료로 인식표를 받을 수 있음

치매와 경도인지장애

이별 연습

사람이 한세상을 살다가 갑자기 기억을 잃는다는 것이 얼마나 허망한 일인지……. 아내와 나는 장모님이 사시던 집 정리를 하러 갔다. 평일에는 둘 다 서로의 일로 바빠서 시간을 내기가 어려워 주말에 가기로 했다. 이사 전에 미리 가서 이런저런 것들을 좀 정리하기로 했다. 그런데 아내가 물끄러미 한참을 생각하더니 장모님도 같이 모시고 가자는 것이다. 장모님이 사시던 동네는 부동산 매매가 그리 활발한 편은 아니지만 장모님 댁은 위치도 좋고 작은 평수로는 잘 지은 집이었다. 동네 평도 꽤 좋은 편이어서 평소 장모님의 자랑이 대단하셨다, 당신네 아파트가 전국에서 제일 잘 지었다는 둥, 한 번

들어오면 이사 가는 사람 없이 관리도 잘한다는 둥 집에 대한 이야기를 하실 때면 신이 나서 자랑하고 또 자랑하셨다. 자부심이 컸던 만큼 집착도 컸던 집이었는데 이제 정리를 해야 하니 아내의 걱정이 이만저만이 아니었다.

장모님께 집이 팔렸다고 말씀드리니 순간 무너지듯 얼굴이 어두워지셨다. 하지만 이내 씩씩한 대장부 성격으로 돌아와 마음을 다잡은 듯 의연하게 말씀하셨다.

"내가 뭘 아나? 너희들이 다 알아서 정리해. 난 다 괜찮아!"

장모님은 혼자서 당당하게 아내와 처남을 키우신 여장부시다. 늘 혼자서 다 짊어지고 알아서 하신 분이라 결정도 명쾌하셨다. 아내는 장모님의 말씀에 용기가 났는지 이렇게 말했다.

"그래, 엄마. 우리 이제 간단하게 살자! 다 버리고 꼭 필요한 것만 가지고 오자, 엄마! 그리고 필요한 사람 다 주자. 다른 사람들 위해서 봉사도 하고 나눔도 하는데, 이번 기회에 필요한 사람들 다 줘버리자, 엄마! 우리 집에 다 있는데 뭐! 엄마 가지고 가고 싶은 것만 말씀하시면 내가 챙길게요."

"응, 알아서 해!"

주방을 정리하는 데만 하루가 걸렸다. 나는 정말이지 깜짝 놀랐다. 한 사람이 사는 집에 이렇게 많은 그릇과 장비들이 필요한 것인지. 그 후에도 아내는 틈나는 대로 가서 장모님께 필요한 몇 가지 물건들을 챙겨 왔다고 했다. 씩씩하고 통 큰 장모님은 우리한테 마음 아픈 것을 내색하지 않으려고 애쓰셨지만, 그날 밤 장모님의 아픈 마음은 끝내 터지고 말았다. 가슴이 무너지게 울고 또 우셨다. 평생 친구처럼 곁에 두고 써오신 물건들과 헤어져야 하는 마음이 오죽하셨을까. 마음 같아서는 있는 대로 다 들고 오고 싶으셨겠지만 사정상 그럴 수도 없으시니……. 어쩔 줄 모르는 장모님의 슬픔에 아내는 이를 악물고 냉담하게 대했다. 잘 이해시켜드리면 받아들이시다가도 이내 다시 힘들어하시고, 진정되는가 싶다가도 또 우셨다. 그러기를 몇 번이고 되풀이했는지, 힘든 시간이 계속되었다.

장모님을 모시면서 병원에서도 치매 예방에 대하여 더욱더 강조하여 설명하게 되었다. 의사인 나 자신도 인정하고 싶지 않은 병이다. 하지만 그게 인정하지 않는다고 해서 내게는 오지 않을 병이라고 어떻게 단언할 수 있겠는가. 오랫동안 봐온 가족 같은 편안한 환자분들께 조심스럽게 설명을 드리면 대부분 거의 수긍하시며, 자신도 치매의 시작인 것 같다고 공감을 하신다. 그런데도 정작 치매 예방을 실천하시려는 분은 적다. 아마도 자신에게는 오지 않을 먼 미래의 일이라고 생각해 다들 피하고만 싶은 눈치이다.

너무도 갑자기 찾아온 치매에 장모님은 모든 것을 다 잃어버렸다. 당신 집도 없어지고 당신 의지로는 더 이상 아무것도 지니실 수가 없는 것이다. 아무것도. 우리는 이런 장모님을 위해서 여러 모로 더 신경을 쓰기로 했다. 장모님을 갑자기 우리 집으로 모시는 바람에 주말마다 산에 다니던 것도 포기해야만 했다.

다행히 병원 처방약과 한약 치매치료약을 꾸준히 드신 장모님은 눈에 띄게 달라지셨다. 밖에서 만나는 분들은 장모님이 치매 환자라는 것을 전혀 모를 정도로 좋아지셨다. 처음에 오셨을 때 아내도 몰라보고 친손자에게 어디서 왔느냐고 물으시던 장모님의 모습은 이제 찾아볼 수 없었다. 장모님의 상태 호전이 우리 가족에게는 무엇보다 기쁜 일이었다.

가족 모두가 더욱더 사랑으로 돌본다면 장모님이 더 좋은 컨디션을 유지할 수 있겠다는 믿음이 조금씩 생겼다. 우리도 주말 일정을 정상적으로 진행하기로 했다. 무엇보다 장모님은 자신이 우리 가족의 일상을 엉망으로 만들어버렸다는 미안함을 갖고 계셨다. 이런 장모님의 무거운 마음도 가볍게 해드릴 겸, 건강도 챙길 겸 우리는 주말 산행을 다시 강행했다. 우리 부부가 산에서 내려올 때쯤 큰 아이에게 장모님을 산 아래 음식점으로 모시게 해서 온 가족이 함께 이벤트를 가졌다. 장모님은 자식들이 당신 때문에 산에 못 가는 것을 미안해하신 터라 이 일을 더욱 기뻐하셨다.

치매 환자들은 가족의 사랑이 절대적이다. 진심 어린 사랑과 돌봄과 믿음이 예쁜 치매를 유지시켜준다. 정상적인 생활을 할 수 있게 된 장모님께 감사하며, 더욱더 깊은 돌봄을 해야겠다고 생각했다. 아내는 치매가 더 이상 진전되지 않고 안정된 장모님의 모습을 볼 수 있게 되자, 자신에게 다짐하듯 몇 번이고 되풀이해서 말했다.

"엄마 걱정 없어! 엄마는 시시한 거, 별것 아닌 일만 생각이 안 나는 것뿐이야. 이대로 100세까지 건강하게 사실 수 있어요!"

치매로 가는 길

'휴대폰을 어디에 뒀더라?' 출근하기 전 휴대폰을 찾으려고 20분이 넘도록 집 안을 뒤졌지만 도통 찾을 수가 없다. 지각하지 않으려면 어쩔 수 없이 그대로 집을 나서야 하는 상황이다. 포기하고 주머니에 손을 넣은 순간 아뿔싸! 휴대폰이 주머니 속에 있다. 탄식이 절로 나온다.

"아, 치매다 치매!"

아마도 많은 사람들이 한두 번쯤 겪어본 사건이 아닐까 싶다. 사실 이런 경우는 치매라기보다는 건망증이라고 할 수 있다. 최근에 있었던 일이나 방금 했던 일을 잊어버리는 단기 기억력 저하는 단순 건망증일 확률이 높다. 차 키를 어디에 뒀는지 기억이 안 나거나, 주방에 왜 들어왔는지 생각이 안 나는 정도가 이에 해당된다.

화재 위험이 없는 안전한 난방 기구를 사용한다.

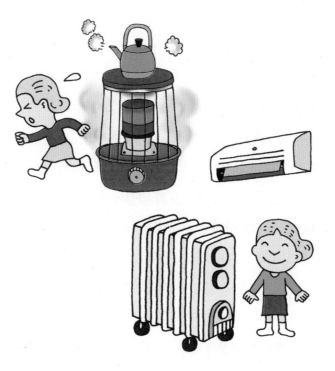

끓는 물이 담긴 주전자가 올려진 스토브는 매우 위험한 기구이다.
겨울철 난방 기구는 환자가 끄는 것을 잊더라도 인화성이 없는
에어컨이나 히터로 교체한다.

일반적으로 사건의 일부분이 기억나지 않으면 건망증이고, 휴대폰을 찾아야 한다는 사건 '전체'를 잊어버리면 치매일 가능성이 높다. 자신의 주민번호나 집 주소처럼 당연하고 중요한 것조차 잊어버린다면 치매일 가능성은 더욱 높아진다.

건망증이나 치매와 마찬가지로 경도인지장애 역시 이들과 비슷하게 기억력 저하를 보이는 것이 특징이다. 하지만 건망증과 경도인지장애와 초기 치매는 기억력 저하를 호소하는 증상이 비슷해서 구분하기가 쉽지 않다. 치매는 기억력 장애뿐만 아니라 성격 변화나 행동 장애 등을 동반하는 경우가 많고, 건망증과 경도인지장애는 기억력 장애 외에 다른 인지기능이 크게 영향을 받지 않는 것이 일반적이다. 건망증은 자연적인 뇌의 노화 과정에 의한 것이고, 치매는 뇌 기능 자체에 문제가 생긴 뇌 기능 장애에 의한 것이다. 경도인지장애는 정상 노화와 치매의 중간 단계라고 볼 수 있다. 단순건망증과 달리 경도인지장애는 동일 연령대나 학습 수준에 비해 기억 장애의 정도가 심한 것이 특징이지만 뚜렷하지 않을 수도 있다. 초기에는 일상생활에 별다른 지장을 주지 않기 때문에 주의하지 않으면 건망증이나 정상으로 진단될 가능성이 높다. 하지만 배우자나 가까이 지내는 사람에게도 기억이 떨어진 행동이 눈에 띄거나 생활에 영향을 주는 횟수가 잦아지면 치매 검사를 해보는 것이 좋다.

건망증은 기억력 저하 정도가 시간이 지나도 악화되는 증상이 뚜렷하지 않은 반면, 경도인지장애는 건망증 기간에 비해 기억력 저하가 급격하게 낮아질 수 있다. 하지만 일반적인 건망증과 구분이 어려워 자신이 경도인지장애라는 사실을 모르고 지나치는 경우가 많다. 조기 진단을 받지 못해 모르고 지나친다면 치매로 이어질 가능성이 있다. 경도인지장애 환자가 치매로 이어질 확률은 10~15퍼센트 정도인 것으로 알려졌다. 하지만 경도인지장애 환자 10명 중 8명이 5년 내 치매로 이행되었다는 보고도 있다. 따라서 경도인지장애 환자는 치매의 고위험군에 해당된다고 볼 수 있다.

나이가 들면서 정도가 심해지는 노인성 건망증 역시 정도의 차이가 있을 뿐 경도인지장애나 초기 치매와 확연하게 구별되는 것은 아니다. 노인성 건망증은 정상적인 뇌의 노화 과정에서 나타나는 뇌 기능 저하이다. 진행 속도가 느리지만 수명이 많이 늘어나면 이 역시 대부분은 경도인지장애를 거쳐 치매에 도달할 수 있다. 때로는 노인성 건망증과 경도인지장애 상태로 오래 머물기도 한다. 병적인 치매처럼 뇌 기능이 나빠지는 속도가 가파르지 않기 때문이다.

건망증이 심해지면 치매로 이어질까? 그렇지는 않다. 건망증이 치매로 이어질 확률은 매우 낮은 편이다. 다만 건망증이나 경도인지장애는 치매의 초기 단계와 구분하기 어렵기 때문에 50대부터는 주의하는 것이 좋다. 건망증이나 경도인지장애는 치료가 가능하다. 치매 역시 조기 발견하면 완치에 가까운 치료 효과를 볼 수 있다.

경도인지장애 자가 진단

1. 물건을 어디에 두었는지 기억이 안 난다.

2. 약속을 잘 잊어버린다.

3. 사람 이름이 갑자기 기억나지 않는다.

4. 며칠 전에 들었던 이야기를 잊는다.

5. 무슨 일을 하고 있었는지 기억이 안 난다.

6. 하고 싶은 말이나 표현이 금방 떠오르지 않는다.

7. 같은 질문을 반복하는 경향이 있다.

8. 길을 잃거나 헤맨 경험이 있다.

9. 돈 계산이나 관리에 실수가 있다.

10. 책을 읽을 때 같은 문장을 여러 번 읽어야 이해가 된다.

* 8점 이상이면 경도인지장애 가능성

(아니다 : **0점**, 가끔 그렇다 : **1점**, 많이 그렇다 : **2점**)

알츠하이머 치매

공동 재산 관리의 필요성

　장모님은 혼자 생활하시면서 경제생활도 독립적으로 해오셨다. 워낙 알뜰하고 꼼꼼한 성격이어서 가능했던 일이다. 하지만 나이가 드셔도 꿋꿋하게 본인 의지로 경제생활을 하시려는 장모님과 달리 아내와 처남은 장모님이 독립적인 경제생활을 정리하기를 원했다. 연세에 비해 너무 힘든 일까지 한다고 생각했고, 장모님이 좀 더 안정되고 편안한 상태로 여생을 즐기기를 바랐기 때문이다. 선견지명이 있고 감이 빠른 아내는 장모님께 본격적인 치매 증상이 나타나기 몇 달 전 처남과 함께 장모님의 도장, 통장, 보험, 그리고 부동산 서류 등을 챙겼다. 연세가 많으시고, 치매 약을 벌써 몇 년째 드시고 계시는 중이고, 다른 건강도 알 수 없는 일이니 공동 관리를 해야 한다는 것이었다. 상당히 민감한 부분이고, 조심스럽게 접근할 수밖에 없는 문제였다. 다행히 장모님은 흔쾌히 협조해주셨다. 처남과 우리는 함께 장모님의 재산 상태를 확인하고, 앞으로 아내가 장모님을 대신해서 관리하는 것에 모두 동의했다.

솔직히 나는 시기적으로 너무 빠른 게 아닌가 싶었지만, 불과 얼마 지나지 않아서 내 생각이 틀렸다는 것을 알게 되었다. 가족 모두가 모여서 의논하기 시작하자 겉으로는 멀쩡해 보이던 장모님은 당신의 경제 상황을 제대로 기억하지 못했다. 안타깝게도 노인들을 대상으로 하는 어이없는 기획 부동산 거래도 있었음이 밝혀졌다. 그동안 자식들이 어머님을 존중한다는 이유로 장모님의 경제생활에 깊게 관심을 두지 않은 탓이었다. 일이 이렇게 되고 보니 진작에 관심을 가지지 않은 것이 죄송할 따름이었다.

전화로 접근해서 친절하게 대해드리고 장시간 안부를 전하면서 자식처럼 다정하게 굴며 소소하게 작은 물건을 팔던 분으로부터 부동산 거래를 하신 모양이었다. 지방 어디에 있는지도 모르는 땅을 한 건도 아니고 두 건이나 사놓으셨다. 집 안 구석구석을 둘러보니 중복된 가전제품, 수입 주방 살림들이 눈에 많이 띄었다. 치매로 인해 사 놓은 물건이 기억나지 않아 산 물건을 또 사다 놓으신 것이지만 한편으로는 이런 것들이 외롭고 쓸쓸한 장모님의 일상을 말해주

환자에게도 가정생활에서 한 역할을 하도록 해준다.

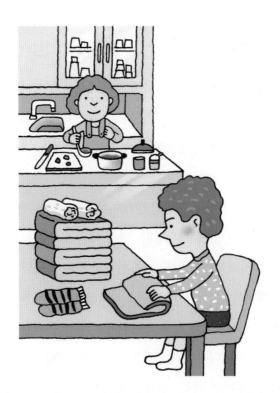

환자에게도 빨래를 종류별로 개게 하는 등 간단한 집안 일을 돕도록 한다. 음식을 만들면서 맛을 보게 하거나 마늘을 까는 등 함께 만드는 기회를 준다.

는 것 같아서 마음이 아팠다. 아내는 속상한 마음을 다잡고 말했다.

"엄마, 잘했어. 엄마가 번 돈이니 엄마 쓰고 싶은 대로 써야지!"

위로하듯 되뇌는 아내를 보니 안쓰러웠다. 사실 자식들이 관심을 갖지 않으면 어르신들로서는 이렇게 노인들을 상대로 어이없는 물건을 파는 판매업자들이나 부동산업자들로부터 고스란히 피해를 입을 수밖에 없다. 장모님의 경우를 보면서 노인들을 위한 경제 교육과 대인관계에 대한 강연이 복지 차원에서 이루어져야 한다는 생각을 했다. 물론 과거에 비하면 지금은 노인복지에 관심이 많아지고, 조금씩 발전되어 가고 있기는 하지만 예방 차원에서 이런 교육도 이루어졌으면 하는 바람이다.

국가적인 차원에서 교육과 강연이 이루어지기를 기대하기 이전에 가정에서 먼저 챙길 필요도 있다. 먼저 얘기하기 조심스럽고, 자식의 욕심으로 비춰질까 민망하여 거론하지 못한 부모님의 노후 재산 관리에 대해서는 좀 더 적극적으로 관여할 필요가 있다. 온 가족이 함께 의논하여 계획적인 지출과 관리가 절실한 문제임을 깨닫고 미리 대처해야 한다. 더구나 장모님처럼 치매가 언제 갑자기 나빠질지 알 수 없는 경우라면 더욱 그렇다. 정상적인 노인이더라도 언제 치매가 찾아올지 모르는 일이니, 어르신이 있는 가정에서는 통장과 보험, 부동산 등에 대한 정보를 미리미리 공유할 필요가 있다.

한국소비자원의 통계에 따르면 60세 이상의 소비자 피해 건수가 해마다 엄청나게 증가하는 것으로 나타나고 있다.

노인들은 마음이 약하고, 특히 치매 증세가 있는 분들은 판단력이 흐리고 본인을 칭찬해주는 사람을 좋은 사람, 실력 있는 사람으로 착각하며 그런 사람에게 의지하려는 성향이 강해진다. 마찰을 두려워하고 강한 대상에 존속되어 시키는 대로 하지 않으면 안 될 것 같은 불안함이 있다. 또한 자식에게 자신의 실수가 알려지는 것을 꺼리기 때문에 손해를 보고도 그냥 덮어버리는 경우가 많아 사기꾼들의 표적이 되는 것이다. 치매 노인이라면 피해 가능성이 더욱 높아지는 것은 말할 것도 없다.

베타아밀로이드 단백질

우리 사회는 빠른 노령화로 인해 치매 환자 발생이 해마다 늘어나고 있다. 2012년 보건복지부가 전국 65세 이상 노인을 대상으로 치매 유병률을 조사했다. 그 결과 65세 이상 노인의 치매 환자 비율은 9.18퍼센트, 국내 총 치매 환자 수는 54만여 명이었다. 보건복지부 발표에 따르면 2050년에는 치매 환자가 약 270만 명 이상으로 늘어날 것이라고 한다. 이에 따라 치매를 앓고 있는 환자의 비율을 말해주는 치매 유병률 역시 2050년에는 15퍼센트 이상으로 급격히 상승할 것으로 전망했다. 이처럼 치매는 100세 시대를 살아가는 데 있어서 뜨거운 핵심 키워드가 되고 있다. 가장 두려운 공포의 대상이자 반드시 극복하고 이겨내야 할 질병인 것이다.

국내 치매 환자의 60퍼센트 이상을 차지할 정도로 가장 흔한 치매가 바로 알츠하이머 치매이다. 알츠하이머는 퇴행성 뇌질환으로, 서서히 발병하여 기억력을 포함한 인지기능의 악화가 점진적으로 진행된다. 미국의 전 대통령 로널드 레이건이 이 질환으로 사망하여 더욱 사람들의 관심을 끌었던 병이다.

퇴행성이므로 노인에게 주로 나타나며, 나이가 들수록 발병률이 높지만 가족력이 있으면 젊은 나이에 걸릴 위험성도 있다. 알츠하이머 치매는 건강하던 뇌세포들이 죽으면서 기억력, 언어능력, 지남력, 판단력이 상실되고 성격 변화가 일어나 결국에는 스스로 자신을 돌볼 수 없는 상태에 이르게 된다.

알츠하이머 치매 원인으로는 주로 베타아밀로이드beta-amyloid라고 하는 단백질과 관련이 있는 것으로 알려져 있다. 베타아밀로이드 단백질에 의해 신경세포가 손상되어 치매가 발생한다고 보는 것이다. 베타아밀로이드가 뇌에 과도하게 만들어져 뇌세포 주위에 축적되면서 신경세포의 손상을 유발하고, 결국에는 신경세포를 파괴시켜 뇌 기능을 점차 떨어뜨리는 것이다. 또한 신경세포 구조물의 뼈대가 되는 타우단백이라는 단백질의 과인산화로 인해 뇌세포가 파괴되기도 한다.

일반적인 치매 치료약으로 많이 쓰이는 아세틸콜린 분해억제제 등 신경 전달을 조절하는 약물은 기억력에 관여하는 아세틸콜린이 분해되는 것을 막아 인지기능을 최대한 유지할 수 있게 돕는 역할을 한다. 하지만 아세틸콜린 분해억제제는 치매가 악화하는 것을 다소 늦추는 효과가 있을 뿐 이미 침착되어 있는 아밀로이드를 없애거나 손상된 뇌 기능을 되돌리지는 못한다. 많은 연구자들이 베타아밀로이드를 제거하는 약제 개발에 매달리는 이유가 여기에 있다.

알츠하이머 치매는 보통 한 번 걸리면 완치가 불가능한 것으로 알려져 있지만, 베타아밀로이드를 제거하는 약제가 개발되고 조기에 발견하여 치료를 받으면 치매의 진행 속도를 늦추고 때로는 충분히 완치에 가까운 치료도 가능할 것이다.

베타아밀로이드라는 단백질은 이것의 전구단백질이 분해되어 생긴 찌꺼기로, 뇌세포 바깥에 쌓여 신경반이라는 일종의 쓰레기 더미를 형성하고 뇌혈관의 경색과 출혈의 원인이 되어 뇌세포가 파괴된다. 아밀로이드 전구 단백질은 세포벽의 구성 물질로 뇌세포를 보호하고 기능을 도와주는 정상적인 물질이다. 정상적으로 분해되고 새로운 전구단백질로 보충되는 순환과정을 거친다.

하지만 과하게 분해되어 정상적으로 처리가 안 되거나 비정상적으로 분해되어 처리가 잘 안되면 찌꺼기로 쌓이게 된다. 그러니 쌓이기 전부터 치료하는 것이 좋다. 베타아밀로이드를 없앤다고 이미 부서진 뇌세포가 재생되지는 않기 때문이다.

두뇌는 사용할수록 좋아지지만 너무 과하고 오래 긴장하는 경우 오히려 교감신경 과흥분을 일으키거나 혈류가 떨어져 베타아밀로이드가 증가할 수 있으니 주의해야 한다. 두뇌 사용에는 대부분 기억기능이 필요하다. 적당한 긴장과 집중은 에피네프린의 분비가 약간 늘어나고 이는 기억을 담당하는 해마 쪽으로 혈류를 증가시킨다. 하지만 긴장의 정도가 지나치면 에피네프린의 분비가 과하게 증가하고, 이로 인해 혈관의 수축이 심해져 오히려 혈류가 떨어진다. 그 결과 흥분되어 있는 해마가 필요로 하는 혈액의 양이 턱없이 모자라게 되어 일시적으로 기억기능이 떨어진다.

혈관의 과다한 수축으로 인해 한 번 혈액의 양이 모자라는 경우 무시할 수 있을 정도로 극히 일부의 뇌세포가 파괴되고, 일부의 뇌세포는 많이 손상되거나 반쯤 죽은 상태에 이르게 된다. 손상된 세포와 반쯤 죽은 세포는 대부분 회복되지만 계속 나쁜 상황에 노출되면 세포자살이라는 길을 걷게 된다. 오랜 기간 반복적으로 과다한 긴장이 지속되거나, 다른 이유로 인해 기능적으로 뇌에 피가 모자라는 상태에 놓이거나, 체질적으로 아밀로이드 전구단백이 불안정하면 아밀로이드도 부산물로 많이 남게 된다. 측두엽처럼 사용이 활발한 쪽의 뇌는 발달도 크지만 부산물인 아밀로이드도 많이 쌓인다.

이런 이유로 알츠하이머 치매는 기억 장애로부터 시작된다. 하지만 뇌를 사용하지 않으면 생기는, 즉 불용에 의한 뇌 위축이 오히려 심각한 문제를 가져오기도 한다. 잠자는 시간보다 깨어 있어 일하거나 공부하는 시간이 길어야 성공하듯이 머리를 많이 사용해야 뇌도 부자가 된다. 우리 뇌는 사용할수록 좋아진다. 다만 지나치게 사용하면 아밀로이드가 많이 생길 수 있다.

인간은 낮에 활동하고 밤에는 잠을 자야 한다. 어둠을 밝혀 공부하고 노력해야 남들보다 앞서지만 그래도 반드시 잠을 자야 하는 것처럼, 뇌도 일정량의 휴식이 필요하다. 얼마 전 스웨덴 우메아대학의 연구에서도 스트레스 호르몬을 투여한 쥐에게서 기억력 저하와 함께 베타아밀로이드 수치가 매우 증가한 것으로 나타났다.

어린아이가 되어가는 병

다시 찾은 일상

집이 팔리던 날, 장모님은 예쁘게 차려 입고 우리와 함께 부동산으로 가셨다. 그렇게 되기까지 쉽지 않은 시간을 보내야 했다. 우리가 출근하고 나면 도우미 아주머니한테 아내 흉을 보면서 불만을 토로하셨다고 한다. 집을 꼭 팔아야 하는 건지도 몇 번이고 묻고 또 물으셨다. 서운해 하시는 마음이 역력했다. 아내는 그때마다 알뜰하신 장모님께 쓸데없이 빈 집에 내야 하는 관리비와 오래 비워놓으면 집이 상한다는 것을 설명했지만 소용이 없었다. 처남도 여러 번 와서 장모님을 설득했다. 이미 팔기로 결정을 하시고도 기억을 못해 생각날 때마다 슬퍼하시니 참으로 딱한 일이 아닐 수 없었다.

치매는 뇌 손상으로 인한 병이다. 이랬다저랬다 하거나 기억을 못해 생트집을 잡는 것 역시 병으로 인한 것이다. 하지만 가족들조차 머리로는 치매 환자임을 인정하면서도 그러한 행동에 대해서는 감정적으로 받아들이기가 쉽지 않다. 더구나 평소에 멀쩡해 보이는 장모님과 같은 경우에는 단순히 고집을 부리는 것으로 생각될 수 있어 불화의 원인이 되기도 한다. 치매는 다른 병을 앓고 있는 일반적인 환자들과 달리 증상의 변화가 심하고 일률적이지 않아서 환자 자신도 그 가족도 더욱 힘들 수밖에 없다. 서로 소통이 안 되고 마음을 다치면서 관계가 무너지기 때문이다. 치매 환자의 행동을 머리로만 이해하는 것이 아니라 가슴으로 인정하고 받아들이는 것이 중요한 이유이다.

장모님은 내가 한약을 드리면 아이처럼 좋아하신다. 출근하기 전에 챙겨드리면 환한 미소를 지으시며 "고마워, 잘 먹을게. 잘 다녀와!" 하신다. 약보다 사랑하는 마음을 받으시는 게 아닌가 싶다. 퇴근하고 집에 돌아오면 장모님이 실내 자전거에 앉아 운동을 하고 계신다. 정성껏 약을 챙겨주는 사위에게 보답이라도 하려는 듯 씩씩하게 페달을 밟으신다. 그런 장모님께 아내가 "아이고! 우리 엄마, 장수하시겠네! 다 나았네, 다 나았어!" 하면 집안 분위기는 밝고 명랑해진다.

우리는 거의 일상으로 돌아왔다. 장모님이 오신 지도 7개월이 되어가고, 우린 한 가족이 되었다. 이제 모든 것이 순조롭게 돌아간다. 새로운 환경에 적응하는 것이 쉽지 않은 치매 환자인 장모님은 그토록 꺼리시던 우리 동네 노인정 입성에도 성공, 조금씩 적응하기 시작하셨다. 좋아하는 고스톱도 치고 돈을 따서는 친구들한테 나눠주고 왔다며 자랑도 하신다. 노인정에 갈 때면 학교에 가는 아이처럼 뭐라도 들고 가려고 하신다. 먹을 것을 들고 가서 친구들에게 주는 것이 낙이다.

아내와 나는 주말에 과일 상자를 들고 노인정을 찾았다. 30명이 넘는 어르신들이 큰 방에 빵 둘러 앉아 오후를 즐기는 모습이 아름다웠다. 우리 부부는 어르신들이 건강하시길 바라는 마음을 담아 넙죽 절을 했다. 노인정에서 돌아온 후 기분이 좋으신 장모님은 자랑하고 또 자랑하셨다. 친구들이 딸과 사위가 와서 절하는 것을 보고는 참 잘 키웠다고 했다며 수도 없이 말씀하셨다. 그러면 우리는 처음 듣는 것처럼 그 얘기를 듣고 또 들어드렸다.

장모님의 일상은 훨씬 더 안정되어 갔다. 편찮으시기 전과 별반 다르지 않은 날들을 보내셨다. 아침에 일어나면 잘 주무셨다고 하시고, 최근에는 무서운 꿈도 꾸지 않으셨다. 이전에는 계속해서 비슷한 내용의 꿈을 꾸셨다. 누군가 낯선 사람이 데리러 왔는데 따라가지 않았다는 내용이었다. 배경은 늘 같고 조금씩 다른 이야기들이 계속되는 꿈이었다. 편안한 일상 때문인지 다행히 이제는 잠도 편안

환자가 사용하는 집안의 모든 전원 스위치에 표시를 한다.

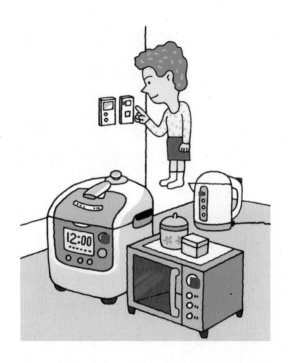

환자가 자주 사용하는 스위치 버튼에만 색테이프를 붙인다.
모든 가전제품에 공통 표시를 붙여 치매 환자가 혼동하지 않고
사용할 수 있도록 인지시켜 준다.

하게 오랜 시간 깊이 주무시고, 다음 날 아침이면 밝은 모습으로 하루를 준비하셨다. 도우미 아주머니와의 호흡도 잘 맞았고, 노인정에도 매일 학교 가듯이 준비하고는 즐겁게 다녀오셨다. 아내는 새로운 노인정에 잘 다니시는 장모님이 신기하고 좋아서 넘어지지 말고 잘 다니시라고 장모님께 노인용 구두를 사드렸다. 장모님은 무척 맘에 들어 하시며 현관에 있는 신발을 당신 방에 들여다 놓곤 하셨다.

어느 날 퇴근하고 돌아오니 장모님이 화가 많이 나 계셨다. 노인정에서 누군가 신발을 바꿔 가서 남의 신발을 신고 오셨다고 했다. 한 이야기를 하고 또 하시며 화를 많이 내셨다. 그다음 날 신발을 찾았다고 기뻐하셨지만 우리는 그 이야기를 하루에도 몇 번씩 거의 매일 들어야 했다.

치매는 어린아이가 되어가는 병이다. 뇌세포가 손상되어 뇌 발달이 온전하지 않은 어린아이처럼 되는 것이다. 어린아이가 고집을 부리거나 했던 말을 계속해서 반복하면 어른들은 아이니까 그럴 수 있다고 생각해서 쉽게 받아들인다. 하지만 치매 환자의 이러한 행동에 대해서는 너그럽지 못한 편이다. 치매 환자에게 상처를 받는 건 환자에게 기대를 하기 때문이다. 어른이니까, 치매에 걸리기 전에는 멀쩡했으니까 지금의 행동이 쉽게 받아들여지지 않는 것이다.

치매 환자를 어린아이라고 생각하면 훨씬 마음이 편해진다. 마법에 걸려 몸은 어른이지만 마음은 어린아이가 된 영화도 있지 않은

가. 아이들은 우리가 하는 이야기를 다 기억하지도 못하고 잘 알아 듣지도 못한다. 약속을 해도 잘 지키지 못하고 같은 실수를 반복하기도 한다. 그래도 아이니까 너그럽게 이해한다. 치매 환자도 그러한 마음으로 대한다면 상처도 충돌도 훨씬 줄어들 것이다. 장모님은 가끔 휴일에도 왜 오늘은 일하러 나가지 않느냐고 스무 번도 넘게 묻곤 하신다. 신발에 대한 애착은 얼마나 심한지 신발 바뀐 이야기는 이후 식탁의 단골 메뉴가 되었다.

예상치 못한 사고

전화를 받던 아내의 얼굴이 사색이 되었다. 장모님께서 넘어지셨다는 도우미 아주머니의 다급한 전화였다.

"가까운 병원으로 빨리 모시고 가세요. 아 네. 분당에……, 그리로 갈게요."

아내는 전화를 끊자마자 쏜살같이 달려 나갔다. 의사는 참 특별한 직업이다. 이렇게 급할 때에도 자리를 뜰 수가 없다. 아내가 급하게 아이를 낳으러 갈 때도, 부모님께서 급작스레 입원을 하셔도, 하물며 집이 이사를 갈 때도 의사는 환자를 봐야 한다. 답답하고 안타깝지만 생명에 지장 없는 가벼운 찰과상 정도이길 간절히 바라는 마음으로 나를 찾아온 환자들에게 더욱더 최선을 다했다.

진료가 끝나갈 즈음 아내로부터 연락이 왔다. 장모님이 왼쪽 엉덩이뼈 복합 골절로 집에서 제일 가까운 분당 소재 모 대학병원 응급실로 모셔 엑스레이와 MRI 등을 찍었으며, 검사 결과 수술을 해야 한다고 해서 현재 수술에 대한 진행을 하고 있다고 했다. 연말이라 바쁘게 진행해야 하는 아내의 회사 일도 있고, 내 책이 출간된 직후여서 인터뷰 준비와 방송 준비 등 나를 도와주느라 여념이 없었지만 아내는 재빠르게 상황에 대처했다. 병원 측에서 정보를 받아 간병인 아주머니를 구하고, 병실이 나오는 대로 입원을 하겠다며 수술 동의서에 서명을 하고 기다리는 중이었다.

밤에 잠을 못 자면 다음 날 아무것도 못하는 아내는 밤에 잘 수 있는 자신의 환경을 만드느라 동분서주했다. 나더러는 병원에 오지 말고 퇴근 후 집에 가서 원고 준비를 잘하라는 당부를 했다. 장모님의 치료가 길어질 것이 분명하다고 판단한 아내는 장기전에 대비하고 있었다.

장모님이 우리 집에서 함께 지내는 것에 이제 겨우 적응하고 안정을 찾아가던 참이었다. 장모님의 컨디션도 최상이고 온 가족이 평화롭게 치매와의 전쟁에서 어느 정도 승리와 만족감을 느끼려고 할 때 이런 예상치 못한 일이 닥친 것이다. 장모님은 도우미 아주머니와 미장원에 머리 손질도 하러 가시고 시장도 같이 다니시고 매일 노인

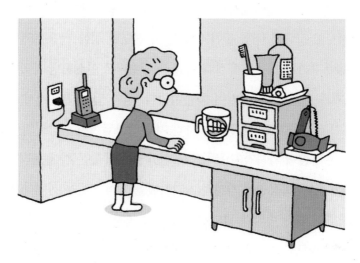

치매 환자의 물건은 이름표를 붙여 항상 제자리에 두고, 수납대를 만들어
깔끔하게 정리해 물건을 찾느라 당황하지 않도록 한다.

정에 걸어서 출퇴근하셨고 처음 모실 때와는 달리 잠깐씩 소소한 일을 기억하지 못하는 것 외에는 아무런 문제가 없는 건강한 생활을 하고 계셨다. 특히나 평소 넘어지시지 않도록 최선을 다해 돌봐드렸기 때문에 전혀 예상치 못한 일이었다.

"김 서방, 나 김 서방이 만들어준 약을 먹으면 머리가 시원해! 다 나았어! 내가 정신이 없었지, 그동안?" 하고 환하게 웃으며 말씀하실 정도로 상태가 매우 좋아지셨다. 이 정도면 심한 건망증 정도로 보고, 백수까지 건강하게 살다 가실 수 있겠다고 안심하던 차였다.

아내가 사드린 새 신발이 화근이었다. 얼마 전 노인정에서 다른 사람이 신발을 바꿔 신고 갔던 사건 이후 장모님께서는 당신의 신발을 다른 사람이 가져가지 못하도록 신발장 제일 높은 칸에 올려놓으셨다고 한다. 화장실에 가시려고 까치발을 들어 신발을 꺼내다가 그만 노인정 현관 바닥에 넘어지신 것이다. 움직이지도 못하고 한 시간 넘게 꼼짝없이 누워 계시다가 구급차에 실려 병원으로 옮겨지셨다. 움직일 수도 없고 강제로 움직여서도 안 된다는 노인들의 걱정에 응급차가 올 때까지 차가운 바닥에 꼼짝없이 누워계셨던 것이다.

아내는 새벽 1시가 다 돼서야 돌아와 울먹이며 말했다.

"당신 약이 엄마를 너무 멀쩡하게 만들어놔서 이런 일이 일어난 거야! 아니, 치매 환자가 신발 바뀔까봐 신발장 꼭대기에 올려놓는 머리를 쓰는 게 말이 돼? 아무데나 벗어놔야 치매 환자지! 아유, 속상해! 이게 다 당신 때문이야!"

속상한 것은 나도 마찬가지인데, 아내의 원망인지 칭찬인지 모를 어이없는 투정에 나도 조금 마음이 상했다. 내가 그게 무슨 소리냐고 하자, 아내는 이내 화살을 자기 자신에게로 돌렸다.

"아니야! 다 내 잘못이야. 내가 정신 나갔지 뭐. 신발이 뭐 그리 중요하다고 새 신발을 사드려서는……. 아! 정말 그 신발만 안 사드렸어도 이런 일은 없었을 텐데!"

나를 원망하던 아내에게 서운하던 마음도 잠시, 괴로워하며 자책하는 아내를 어떻게 위로해야 할지 몰라 마음이 아팠다.

"아니, 노인정이 뭐 그래? 거기 다니시는 어르신들 대부분이 70~90대 노인이신데 화장실이 밖에 있으면 어떻게 해? 당연히 안에 있어야지. 이 아파트에 화장실 밖에 있는 집 있어? 어유, 정말! 그리고 신발 신는 곳 바닥은 왜 콘크리트야? 안전하게 뭘 깔았어야지, 그게 몇 푼이나 한다고……. 아유, 우린 그걸 왜 안 살펴본 건데? 어쨌든 우리 잘못이야, 다 우리 잘못! 내 탓이야, 내 탓!"

속상한 아내는 토하듯 말을 쏟아내고는 펑펑 울기 시작했다. 뼈가 부러진 데다 치매에 걸린 엄마를 응급실에서 처음 본 간병인한테 맡기고 와야 하는 딸의 마음을 내가 어찌 다 헤아릴 수 있을까. 장모님도 걱정되고 아내도 안쓰러워 마음이 많이 아팠다.

장모님의 경우는 부주의에 의한 사고였지만 일반적으로 치매 환자의 경우 골절상을 입을 확률이 매우 크다. 판단력이 떨어지고 공간인지능력, 운동능력 등에 문제가 생겨 이동 중에 넘어지거나 떨어져서 골절이나 상해를 입을 수 있기 때문이다. 특히 치매 환자는 고관절 골절상을 입지 않도록 주의해야 한다. 치매 환자의 고관절 골절 수술 후 1년 이내에 사망률이 27.3퍼센트로 치매 질환이 없는 환자군에 비해 세 배 가까이 높다는 연구 결과도 있다.

치매의 단계별 증상

알츠하이머 치매의 증상 중 일반적으로 가장 먼저 나타나는 증상은 기억력 감소이다. 그 후 언어능력의 저하, 계산력 저하, 방향감각의 소실 같은 시공간능력이 저하된다. 그리고 성격 및 감정의 변화, 지적 기능의 저하와 운동력 저하 등을 보인다. 알츠하이머 치매의 경우 보통 발병해서 말기까지 가는 데 2~6년으로 평균 4년 정도 걸린다. 하지만 처음에는 치매인지 알아차릴 수 없을 정도로 증상이 미미해서 단순한 건망증으로 생각하여 병원을 찾는 경우가 드물다. 환자의 가족들도 초기에는 치매인지 식별할 수 없을 정도여서 치매 환자들은 대부분 병이 어느 정도 진행된 후에 병원을 찾는 것이 일반적이다. 따라서 치매의 단계별 증상에 대해 알고 있는 것이 치매를 예방하고 조기 치료를 통해 효과를 보는 데 도움이 될 것이다.

알츠하이머 치매 초기에는 일상생활에는 큰 어려움이 없으나 직장생활이나 사회생활을 하기가 조금씩 어려워진다. 여러 인지기능 중 주로 기억력이 떨어지므로 나이가 들면서 생기는 단순건망증이나 노환으로 보고 그냥 지나칠 수 있다. 기억장애 등의 인지 장애가 좀 더 진행되어야 주변 사람들이 치매 환자라고 눈치 챌 정도의 단계에 접어든다.

기억 장애로 자금 관리에 어려움을 겪거나, 작업 지시를 제대로 못 따르거나, 운전이나 장보기가 힘들고, 요리를 하고 나서 불을 끄는 것을 잊어버리는 등 집안일이 점점 어려워진다. 최근에 일어난 일들을 잘 잊어버리거나, 방금 전에 했던 말이나 질문을 되풀이하는 일이 많아졌다면 초기 치매를 의심해볼 수 있다. 귀중품을 엉뚱한 곳에 두고는 찾지 못해 도둑맞았다고 남을 의심하거나, 실제로 잘 잃어버리기도 한다. 대화 도중에 단어가 떠오르지 않아 더듬거리거나, 돈 계산을 잘 못하거나 손해인지 득인지를 잘 모르게 되어 경제적 손실을 보기 쉽다. 자신의 잘못을 잘 모르기 때문에 자신이 치매가 되었다는 사실을 인식하지 못한다. 오히려 치매 사실을 강하게 부정한다. 혼자의 힘으로 일상생활에 불편함을 느끼긴 하지만 도우미나 주변 사람의 도움을 받으면 그래도 혼자 지내는 것이 가능한 단계이다. 병이 진행되어 중기의 인지 장애로 접어들면 병이 점차 심해지면서 기존에 보였던 문제의 증상들이 눈에 띄게 나타나 일상 생활에 더더욱 어려움을 겪는다. 기억 장애가 심해져 자신의 집 주소나 전화번호, 자신이 졸업한 학교 이름, 가까운 친지의 이름, 최근의 사건이나 경험들을 거의 기억하지 못한다. 일을 할 수 없고, 기억을 금방금방 잊어버리고 혼동을 잘 일으켜 환자 옆에 항상 보호자나 간병하는 사람이 붙어 있어야 한다. 체면치레와 같은 사회적 품격, 일상적인 행동, 가벼운 대화가 크게 나빠지기도 하지만 사람에 따라서 생각보다 잘 유지되어 있는 경우도 많다.

언어 장애로 평소 자주 쓰던 단어와 일상생활에 자주 사용하던 표현은 어느 정도 가능하지만 표현력도 이해력도 점점 줄어들어 대화의 범위가 줄어든다. 간단한 계산도 못하게 된다. 공간에 대한 시각적 기억이 많이 상실돼 늘 다니던 익숙한 길도 헤맨다. 간단한 퍼즐 맞추기나 도형을 따라 그리기도 못한다. 옷을 입거나 목욕, 머리카락을 빗을 때도 다른 사람의 도움을 받아야 한다.

병이 진행될수록 전두엽 장애가 심해져 성격 및 감정의 변화가 나타나고 기복이 심하며 판단력, 이해력, 기획력 같은 종합적 사고가 떨어진다. 언행이 좀 더 공격적으로 변하거나 의존적인 경향이 심해지며 무기력한 증상들도 나타난다. 이곳저곳을 배회하며 비정상적인 행보를 보이기도 한다.

말기에 접어들면 일상생활이 완전한 의존 상태가 된다. 뇌가 전반적으로 위축되어 거의 모든 기억과 지적 능력이 상실된다. 심지어 가족이나 친척, 친구도 알아보지 못한다. 상황에 대한 이해나 판단 능력도 완전히 없어진다. 운동 및 감각기능이 손상되어 신체적으로도 증상이 뚜렷하게 나타난다. 언어구사 능력이 상실되어 말이 거의 없어지고, 알아들을 수 없는 소리만 내거나 음식을 제대로 삼키지 못해 사레가 잘 든다. 대소변을 못 가리고 음식도 떠먹여야 하고 등이나 엉덩이 등이 허는 욕창을 방지해야 하는 불편함도 있지만 대부분 누워서 생활하므로 오히려 간병하기가 쉬워질 수도 있다.

알츠하이머 치매는 환자의 상태가 단계별로 서서히 악화되나 때로는 급격히 악화될 수 있다. 치료 시기가 늦어지면 치료 효과 또한 낮아질 수밖에 없다. 치매가 진행될수록 뇌세포가 점점 사라지고 재활 대상이 되는 병적 상태의 뇌세포가 줄어들기 때문이다.

혈관성 치매는 일찍 발견하면 완치도 가능하다. 알츠하이머 치매 역시 조기에 발견할수록 재활 대상이 되는 뇌세포가 많아 뇌 기능을 상당히 호전시킬 수 있으며 다음 단계로의 진행을 늦출 수 있다. 치매는 불치병이 아니다. 다만 발견 시기와 치료 효과가 비례하는 것은 분명하다.

다음은 뉴욕의대의 배리 레이스버그Barry Reisberg 박사가 제시한 알츠하이머 치매 진행의 7단계이다.

알츠하이머 치매 진행의 7단계

1단계
정상
(인지장애 없음,
임상적으로 정상)

환자가 기억 장애를 호소하지 않는다.
임상 면담에서도 기억 장애가 나타나지 않는다.

2단계
매우 경미한
인지 장애
(주관적
경도인지장애)

기억력이 떨어지는 것을 느끼고, 익숙한 단어나 자주
쓰는 물건을 둔 곳을 잊어버린다. 하지만 임상 평가에서
치매의 증상을 발견할 수 없으며 주변 사람들도
눈치 채지 못한다.

3단계
경미한
인지 장애
(객관적
경도인지장애)

주변에서 환자의 인지기능 저하를 눈치 채기 시작한다.
의사는 정밀한 치매 임상면담을 통해서 환자의 기억력이
나 집중력에 문제가 있음을 발견할 수 있다.

• 단어나 이름이 금방 떠오르지 않음을 주위에서 알아차림.
• 새로 소개 받은 사람의 이름을 기억하기 어려움.
• 직장에서 업무수행능력이 떨어지는 것을 동료가 느낌.
• 책을 읽어도 예전에 비해 기억하는 내용이 적을 수 있음.
• 귀중품을 엉뚱한 곳에 두거나 잃어버리기도 함.
• 계획을 세우거나 조직화하는 것을 더 어려워함.

4단계
중등도의
인지 장애
(초기 치매)

자세한 임상면담을 통해 여러 영역에서 분명한 인지저하
증상을 확인할 수 있다.

• 자신의 최근 사건이나 시사 문제를 잘 기억하지 못함.
• 계산능력의 저하. (예 : 순차적 빼기 100-7, 93-7…)
• 물건을 사고 계산을 하는 등의 복잡한 일을 더 어려워함.
• 자신의 중요한 과거사를 잊기도 함.
• 신경을 써야 하거나 곤란한 상황을 피하려고 함.

기억력과 사고력 저하가 분명하고 일상생활에서
다른 사람의 도움이 필요해지기 시작한다.

5단계
초기 중증의
인지 장애
(중기 치매)

- 집 주소, 전화번호, 졸업한 학교 등을 기억하기 어려움.
- 길을 잃거나 날짜, 요일이 헷갈림.
- 쉬운 계산도 어려워함.
  (예 : 40에서 4, 20에서 2 거꾸로 빼기)
- 상황이나 계절에 맞는 옷을 선택하는 데 도움이 필요함.
- 자신이나 가족의 중요한 정보는 기억하고 있음.
- 화장실 사용이나 식사에 도움이 필요하지는 않음.

기억력은 더 나빠지고 성격 변화가 일어난다.
일상생활에서 많은 도움이 필요하다.

6단계
중증의
인지 장애
(전기말기 치매)

- 최근 주변상황이나 자신에게 일어났던 일을 인지하지 못함.
- 주요한 자신의 과거사를 기억하는 데 어려움을 겪음.
- 배우자나 간병인의 이름을 기억하기 어려움
- 도움 없이는 적절히 옷을 입지 못함.
- 낮에 자고 밤에는 깨어 있으면서 안절부절못함.
- 대소변 조절이 어려우며, 뒤처리를 할 때 도움이 필요함.
- 의심하거나 충동적이고 반복적인 행동을 보임.
- 배회하거나 길을 잃어버리는 경향이 있음.

7단계
후기 중증의
인지 장애
(후기말기 치매)

주변 환경에 적절히 반응하거나 대화할 수 없고 식사나
화장실 사용 등 일상생활에서 상당한 도움을 필요로 한다.
웃거나 혼자 앉을 수도, 머리를 들고 있을 수도 없다.
비정상적인 신경학적 증상이나 징후가 보이게 되며,
근육은 경직되고 음식이나 물을 삼키는 것이 어려워진다.

혈관성 치매

뇌경색으로 인한 치매

요양병원에 입원해 있던 환자들이 Y할머니가 치매인 것 같다고 보호자에게 말해주었다. 금년 봄에 유명한 대학병원에서 종합검사를 받았으나 아무런 이상이 없었다고 한다. 6월에 교통사고를 크게 당하여 입원치료를 받다가 요양병원으로 옮긴 지 두 달째였다.

처음 병원에 입원했을 때 CT 검사를 받았지만 골절이나 출혈이 없어서 시간이 지나면 완쾌되어 집으로 갈 수 있을 것으로 생각하고 있었다. 그런데 치매라니 날벼락이 떨어진 것이나 다름없었다. 이후 퇴원하여 치매 치료를 받았으나 악화되어 같은 해 10월쯤에는 사위도 몰라보고, 손에 전화기를 쥐어서 귀에 대주면 떨어뜨리고, 혼자서 할 수 있는 일이 전혀 없었다. 이렇게 갑자기 치매가 생기는 것은 대부분 뇌동맥이 막히는 뇌경색이 크게 온 경우가 많다.

Y할머니는 이런 종류의 혈관 치매일 가능성이 높았다. 뇌세포를 재활시키기 위해 만든 한약으로 치료하자 5개월 뒤에는 일상생활 척도가 3점에서 72점으로 향상되어 웬만한 활동은 조금만 도와 주어도 가능하게 되었다. 이처럼 혈관 치매는 갑자기 발생하기도 하고 급격히 악화되기도 하지만 치료 효과가 좋은 편이다.

혈관성 치매는 큰 뇌동맥이 막히면서 생기는 다발성 경색 치매가 많다. 단발성으로 오는 경우도 있지만 두세 차례 겹치면서 치매가 되는 경우가 많다. 경색은 재발이 잘 되기 때문에 지속적인 치료와 관리가 필요하다. 이런 큰 혈관과 달리 뇌의 내부 동맥에서 바로 나오는 아주 작은 동맥이 막히면 경색이 약하고 다치는 뇌도 적어서 뚜렷한 증상이 없는 경우가 대부분이다.

하지만 가랑비에 옷 젖듯이 누적되면 결국 뇌가 나빠지고 치매가 된다. 이런 경우 서서히 점진적으로 진행되기 때문에 알츠하이머 치매와 잘 구분되지 않는다. 알츠하이머 치매보다는 기억력 장애가 덜하지만 모든 사고나 행동이 느리거나 잘 넘어지거나 대소변, 특히 소변을 가리기 힘들어진다.

이외에 우성으로 유전되는 CADASIL이나 열성으로 유전되는 CARASIL이라는 혈관 치매도 있고, 작은 색전이 중요한 뇌 부위를 손상시켜서 생기는 치매나 뇌동맥의 혈압이 매우 낮아져서 생기는 치매도 있다. 혈관성 치매와 알츠하이머, 혹은 다른 치매와 동시에 올 수도 있다.

치매를 부르는 뇌졸중

알츠하이머 치매와 같은 퇴행성 치매와 달리 혈관성 치매는 뇌혈관 질환이 원인이다. 뇌세포가 살아가는 데도 충분한 영양과 물과 산소가 필요하다. 이런 것들은 혈관을 통해서 공급받는다. 뇌세포가 만들어낸 찌꺼기도 혈관을 통해 치워진다. 만일 혈관이 막혀 영양소와 산소 등의 공급이 안 되어 뇌세포가 굶어 죽거나 혈관이 터져서 혈액이 뇌세포를 덮치면, 흘러나온 혈액과 뇌세포는 파괴되고 만다. 혈관이 막혀서 뇌세포가 굶어 죽게 된 경우를 '뇌경색'이라 하고, 혈관이 터진 경우를 '뇌출혈'이라 하며, 이 둘을 합하여 '뇌졸중' 또는 '중풍'이라 한다.

반복되는 뇌경색으로 인해 뇌 기능을 많이 잃으면 결국 치매에 이르게 된다. 뇌출혈과 뇌경색의 경우 발생 부위와 정도에 따라 뇌 기능 장애가 다양하게 나타난다. 치매는 뇌출혈에 의한 경우보다 뇌경색에 의한 경우가 훨씬 많다. 뇌출혈보다 뇌경색의 빈도가 높고 또

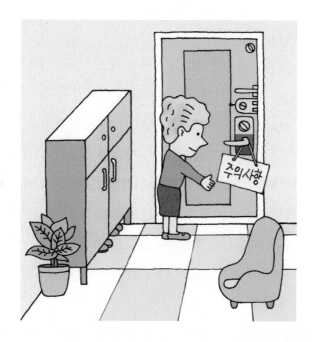

환자 혼자 밖으로 나가고 싶은 욕구를 다시 한 번 생각할 수 있도록 한다.
주의사항을 걸어두고 신발은 보이지 않도록 한다. 편안한 의자에 앉아
생각할 시간을 만든다.

한 반복해서 발생되기 쉬워 치매에까지 이르는 경우가 많다. 이러한 혈관성 치매는 서양인에 비해 동양인에게 많이 나타난다.

뇌는 사람 몸무게의 2퍼센트 정도 크기지만 심박출량, 즉 우리 몸에 흐르는 전체 순환 혈액의 20퍼센트 정도를 사용할 정도로 활동량이 매우 큰 조직이다. 즉 혈액 공급이 부족하면 바로 뇌가 상처를 입을 수 있다는 이야기이다.

혈관성 치매는 다발성 뇌경색 치매와 피질하혈관 치매로 구분된다. 비교적 큰 혈관이 막혀 생기는 다발성 뇌경색 치매는 주로 뇌의 바깥층인 피질에 발생한다. 피질하혈관 치매는 아주 작은 뇌혈관이 무수히 막히는 경우로, 피질 아래층인 백질에 주로 발생한다.

다발성 뇌경색 치매는 몇 차례의 뇌경색이 누적되어 만성인지장애, 즉 치매를 일으키는 경우이다. 한 번의 뇌경색으로는 어느 정도 뇌가 회복되고 뇌 손상의 후유증이 크지 않아 치매에까지 이르는 경우가 적다. 하지만 여러 장소에 반복 발생하여 손상된 뇌의 양이 커지면 결국 치매에 이르게 된다.

뇌혈관이 막힐 때마다 신경학적 증상, 즉 중풍 증상이 단계적으로 악화된다. 경색이 일어난 부위에 따라 증상이 다양하다. 많은 경우의 환자들이 고혈압, 당뇨, 심장병 또는 동맥경화가 일으키는 여러 가지 질병을 갖고 있다. 알츠하이머 치매와는 병력과 MRI 영상으로 구분할 수 있다. 하지만 알츠하이머 치매와 다발성 뇌경색 치매는 같이 있는 경우도 많다.

피질하혈관 치매는 피질 아래층인 백질에 아주 작은 동맥이 막혀 생기는 작은 뇌경색이 누적되어 발생한다. 경색이 적어 처음에는 대부분 무증상이거나 어느 정도 진행되어도 혈관성 경도인지장애로, 뚜렷하게 표가 나지 않고 진행이 점진적이어서 알츠하이머 치매와 구별이 어렵다. 이런 점진적 증상 악화는 새로운 증상이 갑자기 생기는 다발성 뇌경색 치매와 구별된다.

치매 증상이 나타날 정도로 진행되면 초기에는 전두엽 장애 증상이 기억력 저하보다 비교적 잘 나타난다. 여러 가지 감정이 둔해지고 정신기전과 행동이 느려진다.

심각한 정도의 판단력, 지남력장애와 자립이 안 되어 다른 사람이 돌봐야 하는 상황은 늦게 나타난다. 많이 진행되면 걸음걸이 이상이 반수 이상에서 나타난다. 또한 소변 조절이 안 되거나 말을 더듬거린다. 때로는 음식을 삼키기 힘들고 말을 내뱉을 수 없고 감정이 불안정하며 얼굴 표정이 없어지게 된다. 다발성 뇌경색 치매와는 달리 고혈압은 없을 수도 있다. 혈관이 좁아지는 것이 주된 원인이다.

혈관성 치매에 걸리지 않으려면 평소 뇌혈관 질환을 예방하는 것이 도움이 된다. 한 연구에 따르면 뇌졸중 병력이 있는 경우 4년 이내에 혈관성 치매 발병 가능성이 그렇지 않은 경우보다 다섯 배나 높은 것으로 나타났다.

따라서 당뇨, 고지혈증, 고혈압, 혈전 등을 적극적으로 관리하는 노력이 필요하다.

혈관성 치매의 예방법

1. 체중 조절, 고지혈증, 고혈압, 고혈당 및 당뇨 관리를 철저히 하여 뇌혈관을 보호한다.

2. 심장병 관리를 잘 하고 혈전에 대한 예방을 한다.

3. 절대 금연. 흡연으로 피가 끈적해지고 혈관이 좁아지고 가늘어질 수 있다.

4. 과음, 폭주를 피한다. 음주로 인한 피해는 물론 고지혈증을 유발한다.

5. 땀이 날 정도의 운동을 매일 한다. 운동으로 뇌혈류가 증가하며, 전두엽을 비롯한 뇌 기능이 좋아진다. 또한 땀이 나면 교감신경의 과흥분이 줄어들고, 인슐린 수용체의 저항성도 줄어든다.

6. 마음 관리를 하여 과도한 긴장과 화를 줄인다.

7. 몸을 따뜻하게 한다. 몸이 냉한 사람은 혈액 속의 칼슘 농도가 높고, 이는 동맥경화의 원인이 될 수도 있다.

기타 퇴행성 치매

치매 환자의 다수를 차지하는 알츠하이머 치매와 혈관성 치매 이외에 비교적 흔한 기타 치매에 대해 간단히 살펴보자.

• 전두측두 치매

전두측두 치매는 전두엽의 양측 손상으로 시작되어 측두엽으로 병이 진행된다. 전두엽 장애 증상인 인격 장애, 행동 장애, 기획력 결핍이 알츠하이머 치매에서 보이는 측두엽 장애로 인한 기억 장애보다 일찍 뚜렷하게 나타난다. 기타 퇴행성 치매의 8~20퍼센트를 차지한다. 유전적 경향이 강하며 20~40퍼센트에서 우성으로 유전되며 17번 염색체의 타우유전자 돌연변이와 관련이 있다. 평균 발병 연령이 53세이고, 35세에서 일어나는 경우도 있다.

초기에 의도적이지 않지만 핑계나 거짓말이 는다. 남의 눈치를 보지 않고 자기밖에 모르거나 과하게 감상적으로 되거나 강박증을 보이기도 한다. 절제하지 못하고 화를 잘 내며 뚜렷하게 사회성이 떨어진다. 때로는 게을러지거나 우울하며 말수가 줄어들기도 한다. 기획력의 저하로 계획성, 판단력, 융통성, 문제해결력이 떨어지고 매사가 흐지부지해진다. 초기에는 비교적으로 기억이 유지되고, 돈 계산도 잘 하고, 길눈도 밝아 혼자서도 잘 돌아 다녀 정신병으로 오인

되기도 한다. 언어 장애는 초기에는 표현력이 감소하고 말수가 줄어든다. 때로는 특별한 경우 기억회상을 더 잘하기도 한다.

• 진행성비유창성실어증

진행성비유창성실어증은 좌측 전두측두엽의 실비안 영역 주변의 위축과 관련이 있고, 전두측두 치매와 달리 초기에 언어능력이 조금씩 망가지기 시작한다. 적절한 단어를 떠올리지 못하고 더듬거리며 낱말을 착각하거나 문법이 틀리지만 기억력과 이해력은 남아 있고 방향감각도 괜찮다. 성격이나 행동 장애 증상도 초기에는 드물다.

• 의미 치매

의미 치매는 양측 전측두엽신피질의 변성과 관련이 있다. 큰 노력 없이도 말을 유창하게 잘하지만, 단어의 명칭이나 때로는 뜻을 잊어버리는 경우로 적절한 단어를 잘 떠올리지 못하고 말을 알아듣는 것도 점점 나빠지며 사람 얼굴도 몰라보게 된다.

• 파킨슨 치매

파킨슨병과 알츠하이머 치매는 둘 다 늙어가면서 생기는 퇴행성 질환이다. 알츠하이머 치매는 인지 장애의 대표적인 병이고, 파킨슨병은 운동 장애의 대표적인 병이다. 파킨슨병은 뇌 속의 흑질이 빨리 늙어버린 것이다. 흑질이 손상되면 도파민이라는 신경기능을 억제시키는 물질이 감소하여 운동 장애가 발생한다. 가만히 있으면 주로 손이 떨리고, 동작이 굼뜨고, 몸이 뻣뻣한 강직 증상을 일으킨다. 이런 파킨슨병에 인지기능을 담당하는 부분의 뇌가 더불어 나빠져 치매 증상이 더해진 것이 파킨슨 치매이다. 파킨슨 치매는 파킨슨병이 먼저 발생하고 치매가 겹치는 경우가 많지만, 루이체 치매처럼 치매를 먼저 앓다가 파킨슨병이 생길 수도 있다. 파킨슨 치매는 알츠하이머 치매보다는 루이체 치매와 증상이 가깝다. 우울증이나 아무것도 하지 않고 그냥 멍하니 있는 실행력 결핍은 알츠하이머보다 일찍 온다. 이런 실행력 결핍은 기획기능의 저하와 감정과 사고의 흐름을 느리게 한다. 안면표정을 통해 상대에게 감정을 전달하기 어려운 경우가 많으며, 또한 안면표정에 나타나는 상대의 감정을 이해하지 못하는 경우도 있다. 감정 기복이 심하고, 환각이 나타나고, 우울증과 불안 증세를 보이며 쉽게 동요하거나 짜증을 잘 낸다.

• 진행성핵상마비

진행성핵상마비는 파킨슨증후군이라고도 하는데 파킨슨병처럼 몸이 뻣뻣하고 발음 장애와 음식 삼킴이 힘들고 잘 넘어지며 치매가 오는 것이 유사하지만 눈을 수직으로 움직이는 것이 마비되어 있다. 파킨슨병과 같이 기획기능 장애가 처음으로 나타나는 인지 장애이며, 새로운 학습이 안 되어 금방 잊어버리고 말은 더듬거리지만 오래된 기억회상은 보존되어 있다. 전두엽 증세가 심해 매우 무관심하거나 절제가 되지 않는다. 우울증은 적고 망상과 환각도 적다.

• 피질기저핵변성

피질기저핵변성도 파킨슨 치매와 유사하다. 비대칭적 강직, 즉 한쪽 팔다리가 뻣뻣하고, 근육긴장 이상으로 다리를 끌며, 섬세한 운동 장애로 손놀림이 둔해진다. 대뇌피질 손상으로 인한 한쪽 팔다리의 운동이나 감각 장애 증상이 최소한 한 가지 이상 있다. 언어 장애가 처음 증상이며 진행성이다. 기획기능 장애로 복잡한 일을 못하고 말이 어눌해지며, 길을 잃거나 심한 우울증과 무관심 또는 실행력 결핍이 가장 흔한 증상이다.

• 루이체 치매

루이체 치매는 주로 전두엽과 측두엽의 신피질 그리고 기저핵의 신경세포에 '루이체'라는 단백질이 덩어리가 쌓여서 생긴다. 70대 이상에서 잘 발생하며 초기에는 집중력 저하로 산만하고, 시공간 장애가 있어 길눈이 어두워지거나 집을 제대로 찾기가 어렵다. 진행되면 인지기능과 의식의 기복이 심해진다. 실감나는 시각적 환상이 반복되고 망상증, 우울증과 넘어지는 일이 잘 발생한다. 기분 변화가 잦고, 수면 장애가 있으며, 헷갈려 하는 일이 생긴다. 반 정도에서 파킨슨 증상이 나타난다. 파킨슨 치매와 달리 치매가 먼저 시작되고 파킨슨 증상이 따라오며 환각이 생생하고 증상의 기복이 심하다.

• 헌팅턴병

헌팅턴병은 기저핵의 변화와 전두엽 위축으로 발생한다. 운동 장애와 인지 장애에 정신 장애가 겹쳐 있다. 초기 증상은 주로 전두엽 장애로 우울하고 매사 관심이 없어진다. 성격이 변하여 쉽게 좌절하거나 충동적이며, 집중력과 주의력이 떨어지고 복잡한 일을 못한다. 또한 최근기억 장애가 심하다. 말뜻을 아는 의미기억은 유지되어 있으나 회상이 느리다. 인지기능이 느려지고, 주제를 잊어버리고, 요점을 이해하지 못해 의사소통 장애가 온다.

기저핵 변화로 인한 운동 장애는 근육이 통제되지 않아 제멋대로 비정상적으로 움직여서 막춤을 추는 것처럼 보이는데, 근육에 따라 움직임이 없거나 느리거나 장애가 있거나 과하게 움직인다. 걸음걸이가 이상해지고 눈을 씰룩거린다. 입과 혀가 따로 놀아 발음이 이상하며, 호흡 장애가 겹쳐 거칠어진다. 30대 중반 이후, 주로 35~42세 사이에 발병하여 짧은 시간 내에 치매로 진행되는 상염색체 우성 유전질환이다.

• 크로츠펠트–야콥병

뇌가 스펀지처럼 변하면서 치매가 진행된다. 유전적인 가족형, 전파되는 산발형, 소의 다운병과 관련 있을 것으로 생각되는 변종형이 있다. 100만 명에 한 명꼴로 발생하고, 평균 발병 연령이 60세이며, 평균 여명은 8개월이다. 치매, 정신병, 중풍 증상, 파킨슨 증상, 무도병, 소뇌 증상 등 범발성 뇌 기능 장애가 빠르게 진행된다.

• 기타 치매

다른 질병으로 인해 치매 증상이 생기며 원인 질병이 치료되면 치매가 없어진다. 정상압수두증 치매, 경막외 또는 경막하 혈종, 뇌종양 같은 뇌를 압박하는 질병과 뇌의 매독, 헤르페스 감염, 뇌염, 세균 감염 등으로 인한 염증성 질환과 간성혼수, 갑상샘 저하증, 베르니케뇌증과 코르사코프 정신병 같은 대사성 질환이나 영양 부족 등에 의해 치매 증상이 나타날 수도 있다.

• 정상압수두증 치매

뇌 속의 뇌실이 커져 뇌를 압박하여 전반적 뇌 기능이 떨어져 발병한다. 기억 장애를 비롯한 여러 가지 인지 장애가 있고, 전두엽 증상도 심해져 결국 아무것도 못하게 되며, 소변 가림이 어렵고 여러 가지 운동 장애로 걷기가 힘들어진다. 수술로 치료가 가능하다.

• 베르니케뇌증

비타민 B1 부족으로 좌측 뇌의 측두엽 청각피질 뒤쪽과 두정엽이 만나는 베르니케 영역이 손상되어 문맥이 맞지 않는 헛소리를 하고, 정신이 없고 혼동하며 몸을 가누지 못하고 눈이 아무렇게나 움직인다. 술꾼이나 심한 소화기 질환 등으로 영양이 부족할 때, 독거노인이 식사를 제대로 챙겨 먹지 못하는 경우에 오는 수도 있다. 치료를 늦게 시작하여 회복이 덜 되고 후유증으로 기억 장애와 작화증을 보이면 코르사코프정신병이라 한다.

치매, 이길 수 있다

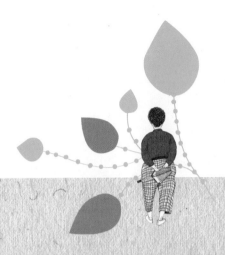

3

치매를 예방하는
두뇌 건강법

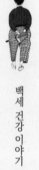

백세 건강 이야기

뇌는 쓸수록 좋아진다

두 번 상처받는 환자들

다음 날 아침, 당연히 입원실로 올라가셨을 것으로 기대를 하고 병원에 간 아내에게서 전화가 왔다. 장모님께서 밤새 응급실에 계셨고, 불을 끄지 않으면 잠을 못 주무시는 장모님께서 한숨도 못 주무시고 여전히 앉아 계신다는 것이었다. 응급실에서는 최선을 다하고 있지만 어느 누구도 정확히 언제 입원이 되고 수술이 가능한지에 대해서는 안내해주지 않는다고 했다. 입원실이 날 때까지는 응급실에서 대기해야 한다는 원무과 직원의 이야기만 들었단다. 난감한 일이 아닐 수 없었다. 그때까지만 해도 조금 더 기다려보겠다고 했던 아내는 오후가 되자 결국 폭발하고 말았다.

아내는 격앙된 목소리로 어디든 병실이 있고 바로 수술할 수 있는 곳으로 옮기자고 했다. 간병인이 응급실에서는 하루도 더 못 있겠다면서 병실로 올라가지 않으면 그만두겠다고 했다는 것이다. 더구나 장모님보다 오히려 늦게 골절로 응급실에 들어온 어르신 두 분은 입원실이 나서 곧바로 병실로 올라갔다고 했다. 원무과 담당자한테 언제쯤 올라갈 수 있는지 물어보니 4~5일이 걸릴지도 모른다고 했다고 한다. 똑같은 골절 환자인데, 우리보다 늦게 온 환자는 벌써 입원이 되고, 왜 우리는 기다려야 하느냐며 항의하자, 진료 과가 다르다며 자기 할머니가 오셔도 입원실이 없다는 같은 대답만 들었을 것이라고 했다. 같은 골절인데 진료 과가 다르다니 그게 무슨 소리인가?

수화기 너머의 아내는 "거지같은 병원이야! 입원도 안 되고…….어디든 좋으니 바로 입원되고 빨리 수술 받을 수 있는 곳으로 가자!"하며 다그쳤다. 당장 달려갈 수도 없고 진료실에 앉아 있는 나로서는 참으로 난감한 일이었다. 집안에 큰일이 없었던 지라 큰 병원에는 가보지도 않았고 더구나 모교 대학병원조차 입원 문제로 가본 경험이 없었다. 어떻게 해야 할지 방법도 절차도 전혀 몰랐다. 그동안 정밀 검사가 필요한 환자들에게 수없이 의뢰서를 써서 큰 병원으로 보내봤지만 직접 입원 절차를 밟는 것은 처음 겪는 일이라 어디에 부탁을 해야 할지, 어떻게 해결을 해야 할지 도무지 알 수 없었다.

아내는 신문에서 노인이 골절로 뼈가 부서졌을 때는 사고 후 72시간 내에 수술하고 해결하지 않으면 돌아가실 확률이 높아진다는 기사를 봤다며 걱정이 태산이었다. 무조건 나의 모교 병원으로 가든지, 불가능하다면 내가 환자를 많이 의뢰하는 병원이나 다른 병원 어디라도 상관없으니 빨리 조치를 취해줄 수 있는 곳으로 옮겨달라고 했다. 내가 입원실을 마련해 놓으면 분당에 있는 그 병원에서 검사한 데이터 일체를 가지고 당장 가겠다며 막무가내였다.

의사가 그것도 해결 못하냐는 말로 못 박으면서 나를 책망까지 했다. 아내는 병원과 커뮤니케이션이 안 된다는 것은 큰 불안이라고 했다. 언제까지 응급실에서 기다려야 할지도 모르고 수술은 언제 가능한지 소통이 되지 않고 있으니 이러다 잘못하면 장모님께서 큰일을 치르겠다며 속상해했다. 환자나 보호자 입장에서는 충분히 불안해할 수 있다. 응급상황에서는 더더욱 그럴 것이다.

하지만 의료진들은 오로지 환자만 생각하기에 보호자에게 행정 절차까지 자세히 설명하면서 진행하기는 사실상 어려운 상황들이 많다. 더욱이 입원실 상황이나 수술 일정에 대해서는 응급실 의사가 알 수도 없고 결정권도 없기 때문이다. 큰 병원일수록 여러 시스템에 의해 돌아가기에 더욱 그렇다. 즉각적인 조치가 이루어지기 힘든 병원의 상황도 어느 정도는 이해가 되고, 아내의 입장도 더없이 이해가 되니 안타까움만 더했다. 결국 아내는 장모님을 사설 응급차로 모시고 강남에 있는 나의 모교 병원 응급실로 옮겼다. 다시는 돌아오지 않겠다는 다짐과 퇴원 승인 사인을 하고 나왔단다. 천만 다행히 입원실이 있었고 장모님은 도착 후 17시간 만에 수술을 받을 수 있었다. 83세 노인의 골반 뼈 복합골절수술이란 쉬운 일이 아니다.

골절은 넘어지거나 심하게 부딪쳐 뼈가 부러지거나 금이 간 상태를 말한다. 골절과 동시에 다른 손상이 있는지 없는지에 따라서 단순골절과 복합골절로 구분된다. 복합골절은 단순히 뼈가 부러진 것만이 아니라 피부나 주변의 혈관, 신경, 근육 또는 내장 등 다른 신체 조직이 동시에 손상된 경우를 말한다. 단순골절이든 복합골절이든 의사나 구급차가 오기 전까지 부상자를 함부로 옮겨서는 안 된다. 특히나 복합골절의 경우는 상처가 감염될 위험성이 있고, 또 동맥의 손상으로 피를 많이 흘릴 위험성도 있으므로 신속하고 안전하게 조치를 취하는 것이 좋다.

강남의 병원으로 이동하기 전에 해당 병원 측의 도움으로 새로운 간병인을 구할 수 있었다. 그 간병인은 그 병원에서 오래 근무했던 터라 오자마자 알아서 척척 일을 도맡아 했다. 그제야 아내의 목소리도 평소대로 돌아왔다.

"여보, 엄마 수술하실 선생님이 '신의 손' 이래. 아마도 그분 만나서 수술하라고 이전 병원에 병실이 없었나 봐!"

"그래, 맞아. 잘 되는 것도 잘 안 되는 것도 다 잘 되려고 하는 게 맞아! 그렇지?"

두뇌 활동을 촉진시켜라

100세 시대로 접어들면서 사회활동을 할 수 있는 나이가 점점 길어지고 있다. 치매에 걸리지 않고 건강하게 오래도록 활동하려면 무엇보다 중요한 것이 바로 '뇌 건강'이다. 일반적으로 20세 전후로 뇌세포 수가 최고에 이르고 이때를 지나면서부터는 하루 10만 개 정도의 뇌 신경세포가 죽어간다.

전반적인 뇌 기능은 30세를 정점으로 이후 점차 퇴화한다. 그동안 과학자들은 뇌가 성인기에 접어들면 더 이상 성장하지 않으며, 뉴런과 시냅스 수가 감소하여 뇌가 일정 속도로 계속 나빠진다고 생각해왔다. 그러나 현대의 과학자들은 이런 주장을 뒤엎는 연구 결과를 제시하고 있다. 성인이 되어도 우리 뇌가 좋아질 수 있다는 것이다.

나이가 들면서 뇌의 신경세포는 비록 줄어들지만, 뇌는 쓸수록 어느 정도까지는 뇌세포몸체가 커지고 신경회로도 증가한다. 즉 기능이 향상된다. 신경세포의 구조는 주로 자극을 받아들이는 수상돌기와 신경세포몸체, 그리고 자극을 다른 세포로 전달하는 축삭으로 구성된다. 축삭의 끝부분과 자극을 받아들이는 다른 세포의 수상돌기가 주로 시냅스를 형성하여 자극을 전달한다. 뉴런이란 신경세포의 이런 특이한 구조와 기능으로 붙여진 이름이며, 신경계의 기본 단위 구조다. 수상돌기와 축삭이 신경망을 이룬다.

뇌를 사용하면 새로운 시냅스를 만들어낼 뿐 아니라 신경망이 발달하고 때로는 새로운 뉴런도 생성된다. 근육을 쓰면 쓸수록 발달하듯이 뇌 기능도 쓸수록 발달하고 좋아진다. 또한 기억을 담당하는 해마도 자극이 있어야 커지고 발전하는 특성이 있다. 따라서 해마를 자극하고 활성화하면 기억력을 높일 수 있다. 새로운 경험은 새로운 시냅스 형성을 자극하며, 매일매일 밥 먹듯이 무언가를 기억하고 새로운 것에 호기심을 가지는 것은 해마를 활성화시킨다.

골절로 석고 붕대를 한 달 정도 하고 난 뒤 풀어보면 근육이 매우 약해져 피부가 뼈에 붙어있는 것처럼 보이는 경우가 있다. 이는 장기간 근육을 사용하지 않아 근육이 약해진 것이다. 뇌도 장기간 사용하지 않으면 약해진다. 쓰지 않으면 약해지는 불용 증상이다.

적당한 긴장감을 가지고 사는 것이 뇌에 미치는 영향은 마치 근육을 석고로 고정하지 않고 일상생활을 하는 것과 같은 것이다. 여러 근육을 골고루 발달시키듯 뇌도 다양한 자극을 받는 것이 필요하다. 바둑만 열심히 두는 것보다 영어 공부도 하고 운동도 하고 노래도 부르는 것이 좋다. 다양한 뇌 자극은 우리 몸의 모든 근육을 단련시키는 것과 같다. 적당한 긴장 없이 사는 것은 넋을 놓고 사는 것이고, 넋을 놓으면 넋이 나가고, 넋이 나간 것이 바로 치매다.

늘 습관적으로 반복하는 일상은 뇌를 자극하기 어렵다. 항상 가던 길로 가고, 매일 비슷한 일과를 반복한다면 뇌는 그 정보에 점점 익숙해져서 더 이상 자극을 받지 않는다. 하지만 특별히 애쓰지 않아도 조금만 변화를 준다면 습관적 행동에 길든 뇌를 자극할 수 있다.

일상 속 두뇌 활동 촉진법

- 단골 세탁소나 슈퍼마켓이 아닌 다른 가게를 이용한다.
- 직장이나 늘 다니던 길을 갈 때 평소와 다른 길이나 방법을 택한다.
- 통상적인 인사 대신 하루의 시작을 기쁘게 할 덕담을 떠올려 인사한다.
- 익숙하지 않은 손으로 물이나 음료를 마신다.
- 익숙하지 않은 손을 이용해 문이나 가방을 연다.
- 정리 정돈을 자주 하고 방의 분위기도 자주 바꾼다.
- 욕실이나 주방에서 자주 사용하는 물건의 배치를 바꾼다.
- 단골 식당 대신 새로운 식당에서 식사를 한다.
- 책장이나 CD장을 새로 정리한다.
- 치약이나 샴푸 등을 새로운 향으로 바꾼다.
- 왼손과 오른손을 번갈아 가며 이를 닦는다.
- 숫자나 알파벳을 거꾸로 외워본다.
- 친구가 전화를 하면 전화번호를 기억해본다.

엉덩이가 가벼워야 한다

치매 노인의 수술

이틀 동안 전쟁을 치른 아내는 평상심으로 돌아온 듯 일상의 이런 저런 일들을 처리하고 있었다. 이제야 조금 안심이 되는 모양이었다. 모든 것이 순차적으로 진행되고, 또 진행사항을 미리 안내해주니 모든 것을 맡기고 병원에서 하라는 대로만 하면 된다고 했다. 특히나 20년 경력의 간병인 아주머니께서 병원과 소통이 잘 되어 모든 것을 알아서 해주신다니 나 역시도 안심이 되었다. 무엇보다 빠르게 진행되는 수술에 감사했다.

치매 환자임을 배려해 전신마취 대신 척추 마취를 한다고 하니, 얼마나 힘든 수술인지 알기에 더더욱 감사한 마음이 들었다. 가족 모두가 정성을 들이고 장모님께서도 잘 받아주셔서 치매가 많이 호전되었지만, 마취와 힘든 수술로 인해 혹시 치매 증상이 나빠지지는 않을까 걱정이 많았던 차에 부분 마취를 한다니 마음이 놓였다. 치매 노인에게 전신 마취가 나쁘다는 근거는 없다. 수술 부위나 수술 방법상 어쩔 수 없는 경우는 당연히 전신마취를 해야 한다. 하지만 피할 수 있다면 다른 방법의 마취를 선호할 수 있다. 시급했던 수술 문제가 해결되자 나는 뚜렷한 근거는 없지만 그래도 혹시 수술 후 다시 나빠질지도 모를 장모님의 치매가 걱정되었다.

특히 치매 노인들은 수술 후 일정 기간 섬망 증상이 올 확률이 매우 높다. '섬망'이란 안절부절 못하고 초조해하거나, 링거 줄을 뽑아 버리거나 소리를 지르는 등 이상하고 과다한 행동을 하거나, 몸을 떨거나 비교적 생생한 환각 증세로 귀신이 보인다는 황당한 이야기나 헛소리를 하는 등의 증상이다. 입원 환자의 10~15퍼센트가량이 경험하는 질환이다. 알코올 중독이나 중추 신경계 이상, 머리 손상, 치매 환자, 정신질환자, 수술 후 고령 환자들에게서 흔히 나타난다. 주로 낮보다 밤에 심해지는데, 장모님 역시 섬망 증상을 보이셨다.

장모님의 수술이 잘 되었다는 연락을 받고 나는 진료를 마치고 병원으로 가 뵈었다. 수술이 잘 되어 기쁜 마음이었지만 공허한 표정으로 실없이 웃으시는 장모님의 얼굴을 보자 '아, 다시 시작이구나!' 하는 걱정이 앞섰다. 소변을 못 보시니 소변 줄에 산소 줄에 이런저런 링거에 통증을 덜어주는 무통주사 줄까지 온갖 줄이 주렁주렁 달려 있었다. 기억력이 더 감퇴하여 장모님은 당신이 왜 이런 곳에 와 있는지 도무지 모르겠다며 한 이야기를 하고 또 하셨다. 다치신 것에 대한 기억이 전혀 없고, 여기가 병원인지 어딘지 뭘 하는 곳인지 전혀 개념이 없었다. 어떤 남자가 자꾸 데리러 온다며 지금도 옆에서 기다린다고 하시는가 하면, 앞뒤가 맞지 않는 이야기를 매우 그럴듯하게 꽤 논리적으로 들려주기도 하셨다.

회진하는 교수님께 돈을 달라고 떼를 쓰시기도 하고, "다 그런 거잖아" 하시는 등 섬망 증상을 보였다. 장모님이 간병인 모르게 몸에 연결되어 있던 줄을 빼버리곤 해서 그때마다 한바탕 소동이 난다고 했다. 하루에도 몇 번씩 주사기를 다시 넣어야 하고, 눈 깜짝할 사이에 코에 있는 산소 줄까지 빼버리신다고 했다. 실랑이를 벌이다 침상에서 떨어지기라도 하면 큰일이었다.

경험이 많아서 이런 위험성을 잘 아는 간병인은 이런저런 애를 먹이고 있는 장모님을 단호하게 냉정하게 모시고 있었다. 간병인으로서는 병원의 지시에 따라 본인의 임무를 다하는 것이었지만, 장모님은 간병인의 태도가 서운하여 어린아이 같은 투정을 부리셨다. 간병인 아주머니는 치매 환자라고 해서 걱정을 많이 했는데 할머니가 점잖고 품위 있으며 마음이 착하시다고 했다. 수술 후 힘든 상황에서도 많이 참고 남을 배려하는 마음을 보면 지난번에 자신이 모셨던 치매 환자하고는 너무도 다르다고 했다. 아프면 꼬집어 뜯어 온 팔을 멍들게 했던 지난번 환자에 비하면 모시기 수월한 환자라며 장모님을 칭찬했다. 아내는 전과는 다르게 깊은 신뢰를 보였다. 병원에 간병인이 있으니 망정이지 간병인이 없었으면 보호자나 의료진들이 얼마나 고생을 하겠냐며, 정말 간병인들은 천사이고 아무나 할 수 없는 일을 하는 진정한 수행자라고 했다. 우리 자식들 어느 누가 밤새 곁을 지키고 환자의 아픔을 도울 수 있겠냐며 간병인의 노고를 칭찬하고 또 칭찬했다.

꼼짝도 못하시는 장모님을 노련하게 일으켜 앉혀 씻기고 식사하시게 하고 시간 맞춰 약도 챙겨드리고, 정말 희생정신이나 소명의식 없이 대가만 바라고 하기에는 너무도 힘든 일인 것 같았다. 환자를 돌보다가 자신이 환자가 될 수도 있겠다는 생각에 우리 부부는 누가 먼저랄 것도 없이 이 땅에 환자와 아픔을 같이하는 모든 간병인 분들께 진심으로 감사하며, 그분들의 건강과 행복을 빌었다.

건강한 생활습관이 치료보다 낫다

일반적으로 생활습관병이라고 하면 식습관이나 운동, 흡연, 음주, 수면이나 휴식 등의 잘못된 생활습관으로 인해 병이 더 잘 발생하거나 악화되는 것을 말한다. 반대로 올바른 생활습관을 가지면 발생률을 훨씬 줄일 수 있고 진행을 늦출 수도 있다. 흔히 고혈압이나 당뇨, 비만, 고지혈증, 동맥경화증, 협심증, 심근경색증, 뇌졸중, 알코올성 간질환, 퇴행성관절염, 위궤양, 악성 종양 등이 이에 해당한다. 치매는 나이가 들면서 어쩔 수 없이 오는 뇌의 노화에 의한 질병이라고 생각한다. 물론 맞는 말이다. 하지만 나이를 먹는다고 해서 모든 사람이 다 치매로 고생하는 것은 아니다. 더구나 치매의 원인을 놓고 보면 유전적인 면도 있지만 잘못된 습관으로 일찍 발병하고 빨리 악화되는 경우가 오히려 많다. 치매는 유전병보다는 생활습관병인 경우가 더 많다.

비만, 고혈압, 고지혈증, 당뇨병과 운동 부족은 동맥경화와 혈전의 원인이 되고, 동맥경화와 고혈압으로 인해 뇌혈관이 터지거나 동맥경화에 혈전이 떨어져 나와 막히면 심한 경우 결국 치매에 걸리는 것이다. 유전성 혈관 치매도 일부 있지만 대부분의 혈관성 치매는 생활습관성 질병이다.

이러한 혈관성 치매에 비해 그 원인이 뚜렷하게 밝혀지지 않은 알츠하이머 치매를 포함한 퇴행성 치매 또한 긴장 없이 살거나 너무 긴장을 많이 하거나 술, 담배를 좋아하거나 운동을 싫어하는 등의 생활습관에 따라 발병 가능성이 커질 수도 있으므로 이 역시 생활습관병에 속한다고 할 수 있다. 혈관성 치매와 알츠하이머 치매는 발

더위로 인해 탈수 증상이 일어나지 않도록 한다.

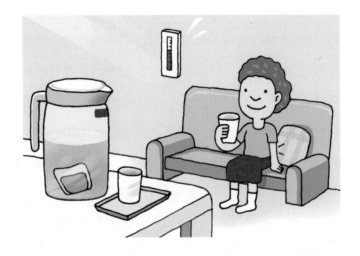

환자 가족이 부재 중이거나 독거 환자가 갈증이 나면 바로 마실 수 있도록 물병과 컵을 항상 준비해둔다. 집 안 온도가 30도를 넘지 않도록 한다.

병 원인이 다르지만 알츠하이머 치매의 주원인이 되는 베타아밀로이드라는 물질은 혈관에 침착되어 노인성 뇌출혈의 원인이 되기도 하고, 모세혈관의 부분적 순환장애는 뇌세포에 베타아밀로이드의 축적을 증가시키는 원인이 되기도 한다.

영국 카디프대학교 의과대학 연구팀은 34년간 2,345명의 생활습관을 추적한 결과 규칙적인 운동, 금연, 적당한 음주, 건강한 다이어트, 정상 체지방 유지 등의 다섯 가지 생활 규칙을 지키는 것이 알츠하이머 치매, 심장 질환, 당뇨의 위험도를 낮추는 근본적인 방법이라고 제시했다. 연구팀은 이 중에서 네 가지 이상 지키면 치매와 인지력 감퇴의 위험률이 최소 60퍼센트 이상 줄어든다고 밝혔다.

선임 연구원인 피터 엘우드 교수는 "건강한 생활방식이 생각보다 훨씬 놀라울 정도로 건강에 도움을 주며, 건강한 생활습관은 어떤 의학적 치료보다 효과적"이라고 말했다. 과한 지방 섭취, 비만, 음주, 흡연은 내 몸에 시한폭탄을 장착하는 것이나 다를 바 없다. 협심증, 심근경색증, 뇌졸중과 같은 심혈관 질환과 치매, 특히 혈관성 치매의 위험에 고스란히 노출되기 때문이다.

사람은 타고난 건강 유전 인자에 많은 영향을 받는 것이 사실이다. 하지만 그보다 더 중요한 것은 생활환경과 습관이다. 건강한 유전 인자를 타고났다고 해도 나쁜 생활습관을 유지한다면 병에 걸리는 것은 시간문제다. 반대로 좋지 않은 가족력으로 불안한 유전 인자를 가지고 있다고 해도 생활습관으로 얼마든지 극복해낼 수 있다. 잘못된 생활습관으로 인해 자신의 몸 안에 시한폭탄이 폭발하지 않게 하려면 생활습관을 바꾸면 된다. 그러면 내 몸에 장착되었던 시한폭탄이 서서히 멈추고 몸이 안정을 되찾아간다. 우리 몸은 항상 건강하게 살고 싶어 한다. 그래서 기회만 되면 자연치유력을 유감없이 발휘한다. 습관을 바꿔주면 우리 몸은 언제든지 다시 건강을 되찾을 수 있다. 너무 늦지 않았다면 말이다. 치매 또한 마찬가지다.

유전 인자도 극복되는 치매 예방 습관

1. 넋 놓고 살지 않는다. 타성에 빠지지 않는다.
2. 매일 땀 흘리는 운동을 한다.
3. 엉덩이가 가벼워야 한다.
4. 하기 싫은 것도 끝까지 하고 꼼꼼하게 한다.
5. 새로운 도전을 즐기고 변화에 빨리 적응하고 의욕적인 생활을 한다.
6. 감정을 조절한다. 화를 참거나 녹이는 연습을 한다.
7. 논리적 사고를 하고 말을 조리 있게 한다. 대화와 토론을 즐긴다.
8. 매일 기억하는 습관을 가진다. 공부를 한다.
9. 일기를 쓴다. 가계부를 쓴다.
10. 매일 아침 하루의 일과를 점검한다.

11. 환기에 신경 쓴다.

12. 담배를 피우지 않는다.

13. 과음하지 않는다.

14. 내비게이션 의존도를 줄인다.

15. 청각, 후각, 시각, 미각, 촉각 등 신체의 여러 감각을 의식적으로 느껴본다.

16. 여러 가지 감정을 느껴본다.

17. 사회활동을 열심히 하고 싫은 친구와도 잘 지낸다.

18. 불편함을 즐긴다.

19. 절제되고 균형 잡힌 식사로 혈관의 노화를 예방한다.

20. 과도한 육체적·정신적 스트레스를 되도록 빨리 해소한다.

혈관을 지켜라

환자가 느끼는 불안감

매일 아침 출근하기 전에 장모님께 들렀다. 내가 병실에 들어서면 "김 서방, 미안해. 김 서방 창피하게 내가 이렇게 병원에 와서 김 서방 친구들한테 신세만 지고……" 하며 울먹이셨다. 아니라고 매번 위로해드렸지만 미안하다는 말씀을 하고 또 하셨다. 장모님은 수술 뒤 아내와 내게 더욱더 의존하게 되셨다. 우리가 안 온다고 하루 종일 기다리며 간병인을 졸라대셨다. 말씀은 안 하시지만 자신이 혼자 엉뚱하고 낯선 곳에 버려졌다고 여기시는 것 같았다. 아침마다 아내와 함께 인사를 드리러 가도 불안을 떨쳐버리지 못하셨다. 당신이 혼자 남겨진 게 아님을 확인이라도 하려는 듯 자주 전화를 하셨다.

아내는 장모님을 안심시켜 드리려고 애쓰며 밤새 음식을 만들었다. 직접 담근 김치와 음식을 만들어 가서는 장모님을 위로하고 안심시켜 드리려고 매일 정성을 쏟았다. 더 아기처럼 되어버린 장모님은 전날 밤 꾼 꿈을 얘기하시며 우리에게 응석을 부렸다. 회진을 도시는 담당 교수님께 말도 안 되는 말씀을 하시고, 같은 방에 있는 다른 환자한테도 다소 듣기 거북한 말을 건네는 등 평소의 장모님으로서는 상상할 수 없었던 민망하고 어이없는 말씀을 하시기도 했다.

실망하는 아내에게 이 또한 나아지는 과정이니 좀 더 인내를 가지고 지켜보자고 했다. 수술한 지 사흘 만에 다시 치매한약을 드리기 시작했다. 병원에서는 처방한 약 이외의 다른 약을 주치의 허락 없이 투여하는 것이 금지된다. 주치의가 기대하고 있던 치료 효과와 다른 결과로 혼선을 주거나 사고를 일으킬 수 있기 때문이다.

장모님은 사고 나기 전까지 계속해서 병원에서 처방 받은 도네페질 성분의 치매약, 혈압약, 진통제 등을 치매한약과 함께 복용해오셨다. 계속 드시던 한약이라 우리는 간병인 아주머니께 보이지 않게 두었다가 하루 두 번씩 드시게 해달라고 부탁했다.

아내는 《프리미엄조선》에 실린 내 칼럼을 간병인께 보여드리며 장모님이 꼭 나으셔서 많은 치매 환자 분들께 희망이 되어야 한다고 했다. 간병인 아주머니는 우리를 크게 신뢰하고 기뻐하며 한약을 열심히 드시게 했다. 장모님처럼 치매 환자이자 골절상을 당한 환자들을 많이 간병하신 분이라 치매예방한약에 대해서도 호의적이고 큰 관심을 가지셨다. 당신도 치매 예방을 하고 싶다며 적극적으로 장모님의 치료에 가담했다.

하루하루 좋아지는 희망적인 이야기도 함께 나누며 간병인 아주머니와 우리는 장모님의 병원 생활을 좀 더 활기차게 해드리고, 뼈와 치매 치료에 적극적으로 대처했다. 간병인 아주머니는 누워만 있는 장모님께 관절운동 보조기로 운동도 시키고, 지속적으로 말을 걸어 웃게 해드렸다. 장금순 여사님이라는 호칭으로 장모님의 기분을 좋게 해드리기도 하고, 온갖 칭찬으로 드시지 않겠다는 음식과 약을 골고루 다 드시게 했다. 노련하고 지혜로운 분이셨다.

아내가 만들어간 음식을 드릴 때는 자식의 효심을 강조하면서 장모님을 안심시켜 드렸다. 밤낮으로 계속되는 병간호에 짜증이 날 만도 한데, 지치지 않고 인내하며 장모님께 희망을 드리려고 애썼다. 장모님이 수술한 왼쪽 다리가 마비되면 안 된다며 부지런히 운동을 시켰다. 70도 올렸다, 90도 올렸다, 120도 올렸다 하면서 조금씩 나아지는 모습에 성취감마저 느끼며 좋아하셨다. 하지만 열정이 너무 과해서 큰일을 치르고 말았다. 장기 입원으로 인한 2인실 사용의 경제 부담을 고려해서 우리에게 상의도 안 하고 6인실로 옮긴 게 화근이었다. 사실 6인실은 자리가 잘 나지 않는다는 걸 너무도 잘 알고 있는 간병인 입장에서는 보호자의 의사를 물을 겨를도 없었을 것이다. 6인실에 자리가 난 즉시 병실을 옮겼다고 하는데, 장모님을 뵈러 간 아내가 사색이 되어 돌아왔다. 장모님이 이상하게 말씀도 안 하시고 멍하게 계신다는 것이다. 괜찮으실 거라며 상황을 잘 설명해 드리고 오긴 했는데 아내의 마음이 영 편치 않다고 했다. 장모님께서 "여기 다 죽으러 가는 사람들만 있네"라고 하신 말씀이 내내 마음에 걸린다고 했다. 처남한테 의논하자 처남은 단호하게 2인실로 다시 옮기라고 했다. 원래 혼자 조용히 계시던 분인데, 더구나 수술하고 안정이 필요하신데 그게 말이 되느냐는 것이다. 왜 간병인이 혼자 그런 것을 결정하느냐며 화를 냈다.

아내는 장기전으로 갈 걸로 보고 우리를 생각해서 한 일이니 절대 화는 내지 말아달라고 부탁했다. 즉시 간병인 아주머니께 전화를 걸어 다시 2인실로 옮겼다. 그런데 그날 밤 예상치 못한 사고가 났다. 장모님이 마구 화를 내면서 거칠게 항의하고 발작을 일으키신 것이다. 한밤중에 전화가 걸려왔다. 고래고래 소리를 지르고 도저히 진정이 안 되어 할 수 없이 전화를 했다는 것이다. 아내가 전화를 받아 설명을 하고 안정시키려고 하자 마구 소리를 지르시며 욕을 해대셨다. 할 수 없이 아내가 내게 전화기를 내밀었다. 평소에 딸보다 나를 더 좋아하시니 나더러 진정시키라는 뜻이었다. 하지만 놀랍게도 장모님은 나에게도 역정을 내셨다.

"김 서방도 나빠! 다 짜고서 나한테 이러는 거지? 너도 똑같아! 당장 말해! 나한테 왜 그러는 거야? 내가 왜 여기 있어야 해? 어쩌라는 거야? 너도 나쁜 놈이야! 끊어!"

장모님은 쏟아내듯 불같이 역정을 내시고는 전화를 끊어버리셨다. 노인정에서 신발 꺼내다 넘어져서 다치셨고, 그래서 수술을 했는데 수술이 잘 되어 이제 치료만 잘 하면 다시 걸을 수 있고 아무 문제도 없을 거라고 말씀드렸지만, 장모님은 아무도 믿을 수 없고 다 소용없다고 하셨다. 6인실로 가셨을 때 눈앞에 보이는 많은 어르신들의 모습에 몹시 충격을 받으신 것 같았다. 꿈을 꾸고 계신지도 몰랐다. 당신이 생을 마감하고 곧 떠나야 하는 문 앞에 지금 서 계신다고 생각하시는지도.

안타까운 마음에 가슴이 아팠다. 어찌 해드릴 수 없으니 더욱 그랬다. 오롯이 장모님이 겪어내야 하는 과정일 뿐 그 누구도 대신할 수 없는 일이기 때문이다. 나는 병원에 도움을 요청해 수면제를 처방해드릴 것을 부탁하고, 치매치료보다도 예방치료에 좀더 적극적으로 매진해 진료 방향을 정해야겠다고 다짐하고 다짐했다.

치매도 생활습관병이다

우리가 알고 있는 거의 대부분의 질병은 혈액순환과 관련이 있다고 해도 과언이 아닐 정도로 혈관은 건강과 밀접한 관련이 있다. 한국인 사망 원인 1위인 암에 이어 두 번째 사망 원인으로 꼽히는 혈관 질환은 그 자체로도 위험하지만 혈관성 치매의 원인이 되기도 한다. 우리나라의 인구 노령화는 세계적으로 가장 빠른 속도로 진행되고 있다. 인구 노령화, 평균수명 연장으로 인해 노인성 치매 발병률도 높아지고 있다. 최근 5년 동안 혈관성 치매 환자가 세 배로 증가한 것 또한 이와 무관하지 않을 것이다.

뇌에 필요한 모든 에너지는 모두 혈관을 통해 운반된다. 따라서 혈액이 부족하거나 운반이 제대로 안 된다면 필요한 영양을 제대로 공급받지 못해 문제가 생길 수밖에 없다. 뇌 기능에 문제가 생기면 치매가 찾아오는 것은 당연지사이다. 알츠하이머 치매 다음으로 많이 발병하는 혈관성 치매는 혈관을 잘 관리하는 것으로 예방이 가능하다.

앞에서도 언급했듯이 연구 결과에 의하면 뇌졸중에 걸린 적이 있는 사람이 4년 이내에 혈관성 치매가 발생할 가능성이 그렇지 않은 사람에 비해 다섯 배 이상 높다고 한다. 따라서 뇌졸중 병력이 있거나 발병 가능성이 있는 사람들 모두 예방과 관리가 필요하다.

뇌졸중은 혈관이 막혀 생기는 뇌경색과 혈관이 터져 생기는 뇌출혈을 아울러 이르는 말이다. 흔히 한의학에서는 중풍이라고 알려져 있다. 뇌졸중의 가장 큰 원인은 동맥경화다. 동맥경화로 인해 혈관

치매 환자가 사용하는 욕실은 특히 안전해야 한다.

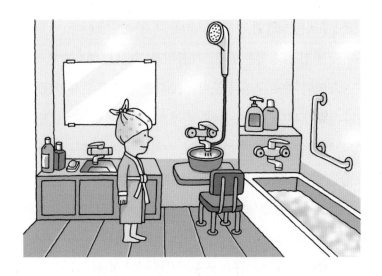

환자가 안전하게 욕실을 사용할 수 있도록 한다.
세면대를 따로 달고 샤워 의자를 놓으면 씻기는 사람도 편하다.
벽면 손잡이와 바닥엔 욕실용 발판을 빈틈없이 깐다.

이 점차 좁아지고 혈관 내 혈류가 줄어들게 된다. 그밖에 고지혈증, 고혈압, 당뇨, 비만, 흡연 등이 뇌졸중 요인으로 꼽히고 있다.

혈관 질환은 약물 치료 등으로 관리하면서 금연, 올바른 음주와 규칙적인 운동, 바른 식생활 등 생활습관을 개선해야 한다. 특히 혈관성 치매가 주로 70대 이상에서 많은 점을 고려하면, 늦어도 40~50대부터는 뇌혈관 건강을 지키는 데 주력해야 한다.

흔히 혈관 건강의 적은 콜레스테롤이라고 한다. 하지만 콜레스테롤은 세포막의 주요 구성 성분이며 코티솔, 성호르몬 및 비타민 D 생성의 재료가 된다. 문제는 나쁜 콜레스테롤이라 불리는 LDL에 있다. 따라서 혈관을 막히게 하는 LDL 수치는 줄이고, 혈관의 청소부로서 좋은 콜레스테롤이라 불리는 HDL 수치는 올려야 한다. 콜레스테롤은 간에서 담즙산으로 바뀌어 장으로 배설되고, 다시 장에서 분해된 콜레스테롤이 흡수되어 간으로 간다. 녹색 야채와 채소, 과일 등을 섭취해 콜레스테롤을 배출시키는 것이 현명한 방법이다.

혈관 건강을 지키는 생활습관

1. 흡연과 과음은 혈관 질환 최대의 적이므로 금연하고 술을 절제한다.

2. 달리기, 걷기, 자전거 타기 등 매일 30분 이상 꾸준히 유산소 운동을 한다.

3. 스트레칭, 까치발 서기 등 혈관을 자극하는 간단한 근력 운동을 자주 한다.

4. 동물성 지방을 줄이고, 견과류와 생선, 식물성 지방 등으로 불포화지방산 섭취를 늘린다.

5. 과식하지 않고, 채소와 과일 등을 골고루 섭취한다.

6. 음식을 짜게 먹지 않고, 염분 섭취를 줄인다. 가공식품의 섭취를 최대한 줄인다.

7. 평소에 체중, 혈당, 고지혈증, 혈압 관리를 철저히 한다.

8. 겨울철 외출 시에는 체온 유지에 각별히 신경을 쓴다.

9. 숙면과 적절한 휴식은 긴장과 피로를 풀어주고 인슐린의 저항성을 개선하면 동맥경화 예방에 도움이 된다.

10. 노인은 설사, 구토, 땀으로도 탈수가 생길 수 있고, 이는 뇌 혈류량 감소로 이어져 뇌혈관 질환이 악화될 수 있다.

약간 부족하게 규칙적으로 먹어라

처음부터 다시 시작

장모님이 재활치료에 집중한다는 소식을 들은 아내는 희망으로 약간 흥분되어 있었다. 다시 장모님의 신발을 살 수 있게 되었다는 것에 대한 감사와 행복을 내게 자랑하듯이 말했다.

"엄마가 재활의학과에 가서 걷는 연습을 한대, 여보! 아이들이 신는 실내화를 사다 드리려고 하는데, 좀 큰 게 좋겠지? 오늘은 서는 연습부터 하신대. 정말 기적이야! 벌써 걷는다니! 정말 멋지지 않아? 어떻게 83세 노인을 수술할 수 있으며, 어떻게 수술한 지 일주일밖에 안 됐는데, 서고 걷고 할 수 있느냐고. 역시 신의 손이야!"

아내는 장모님이 다 낫기라도 한 것처럼 신이 나서 들떠 있었다.

"그런데 아무리 머리가 맑아지고 좋아지면 뭐해? 골다공증이나 뼈가 약해 넘어지면 말짱 도루묵인걸! 100세 시대에는 뼈에 대한 예방관리가 중요한 것 같아. 정말 중요한 건 뼈야 뼈! 나도 지금부터라도 뼈 관리에 들어가야겠어. 미리미리 튼튼하게 잘 관리해야 넘어져도 거뜬히 일어서지."

아내는 내가 진료 방향을 100세 시대에 맞춰 치료보다는 예방에 더 중점을 두어야 한다는 것에 대해 진지하게 건의했다. 치매 예방으로 '똘똘백세'를 이루고 '건강백세'를 누리려면 뼈 관리도 같이 해야 한다는 것이었다. 장모님의 사고가 우리에게 정신을 번쩍 들게 했다. 아내는 이 모든 과정이 건강백세 시대를 준비하라는 가르침이며, 장모님이 사위에게 주신 큰 선물이라고 확신했다. 몸소 다쳐 가며 사위를 가르치는 것이라고 했다. 깊이 새겨들을 말이었다.

나이와 함께 뼈도 늙어간다. 뼈는 주로 혈액 속의 칼슘 농도를 조절하기 위해 항상 '파골'과 '조골'을 반복한다. 혈액 속의 칼슘 농도가 낮으면 파골로 뼈가 일부 부셔져 칼슘을 혈액으로 보내 농도를 올리고, 혈액 속의 칼슘 농도가 높으면 뼈로 칼슘을 흡수해 조골, 즉 골 생성을 한다. 나이 들면서 파골보다 골 생성이 조금씩 적어진다. 이로 인해 뼈의 단단한 정도를 말하는 골밀도가 줄어들어 골다공증이 생기고, 심해지면 조그만 충격에도 쉽게 뼈가 부러질 수 있다.

뼈는 대체로 30대 초반 이후부터 조금씩 약해진다. 특발성 골다공증, 제1형 골다공증, 제2형 골다공증으로 분류할 수 있다. 특발성 골다공증은 폐경 전의 여성이나 70세 이전의 남성에게 특별한 원인 없이 발생하는 경우이다.

제1형 골다공증은 특히 여성에게서 나타난다. 폐경으로 난포호르몬이 부족해지면 파골세포의 기능이 항진되어 뼈의 밀도가 약해진다. 51세부터 70세까지의 기간 동안 특히 해면골의 손실이 많다. 이로 인해 척추와 손목 근방의 팔에 골절이 잘 생긴다. 70세 이상의 남녀에게서 볼 수 있는 제2형 골다공증은 고관절 주위의 대퇴 경부와 골반 그리고 척추 등의 골절이 잘 생긴다. 자연적인 노화 과정에다 칼슘이나 비타민 D의 부족 같은 잘못된 식생활 습관과 운동 부족이 겹치면 뼈가 빨리 약해질 수 있다. 물론 부갑상선기능저하증, 갑상선중독증, 당뇨병, 류머티스 관절염, 신장병, 흡수장애 등의 질병이 있거나 헤파린 장기 복용, 스테로이드호르몬 남용, 알코올 중독 등으로도 골다공증이 생길 수도 있다.

튼튼한 뼈를 만들려면 평소 체중이 실린 근력 운동을 많이 해야 한다. 나이가 들면 근육이 약해지듯이 뼈도 약해지므로 운동을 더 많이 해야 한다. 나이와 함께 관절도 약해지므로 특히 무릎 관절을 보호하는 노력이 필요하다. 적정량의 칼슘과 비타민 D 섭취, 비타민 D 활성을 위해 햇볕을 쬐는 것도 좋다. 골 생성을 돕고 파골세포의 기능을 줄이는 다양한 약으로 골밀도를 꾸준히 관리해야 한다.

아침에 병원에 가니 장모님이 내게 작은 소리로 말씀하셨다.

"미안해, 김 서방! 내가 실수를 했어. 괜히 무섭고 어떤 남자가 나를 데려가려고 기다리잖아. 그래서 무서워서 그랬어. 미안해, 내가 정신이 나갔었나 봐!"

그렇게라도 기억하시는 장모님이 고마웠다. 기억이 좋아지시는 건가 싶어서 속으로 마냥 기뻤다. 간병인 아주머니는 내가 드린 약을 드시고 나서 훨씬 좋아지셨다며 당신이 더 기뻐했다. 매일 같이 서는 연습을 열심히 하시고, 그다음은 걷는 연습을 하기로 되어 있었다. 병원에서는 퇴원 준비를 하라고 했다. 하지만 아내는 어떻게 이 상황에서 퇴원을 할 수 있냐며 펄쩍 뛰었다.

지금은 예전처럼 다치면 완전히 나을 때까지 병원에 있다가 퇴원하는 시대가 아니었다. 수술하고 나면 바로 퇴원하여 안정과 치료는 다른 병원에서 하는 것으로 되어 있었다. 우리처럼 급한 수술 환자에게 자리를 양보해야 하는 것이다. 그것을 생각지 못했던 아내는 상담실에 가서 재활병원에 대한 안내를 받고 몇몇 곳의 안내서와 연락처를 가지고 돌아왔다. 수술한 곳에서 완치하고 재활도 받으면 좋겠지만 우리 사회의 의료 시설이 여의치 않음을 우리도 그전 병원에서 경험하지 않았는가?

결국 우리는 걸어서 나가는 것에 집중하기로 하고 재활치료에 더욱더 박차를 가했다. 입원실이 없어 수술도 못하고 갈팡질팡하는 환자들에게 자리를 비워주는 것이 최선이라며 아내는 섭섭함을 대신하듯 단호하게 말했다. 마치 어떤 결심이라도 한 듯이⋯⋯.

밥만 잘 먹어도 치매 예방에 도움이 된다

혈관의 노화는 뇌혈관 질환을 일으키고 혈관성 치매의 주원인이 된다. 또한 뇌혈관이 튼튼하지 못하면 알츠하이머 치매와 같은 퇴행성 치매에도 나쁜 영향을 끼친다. 노화의 주범인 활성산소도 뇌세포 노화와 혈관 노화의 원인이 된다. 뇌 건강을 유지하려면 혈관이 튼튼하고 그 혈관을 통해 신선한 혈액을 공급받고, 뇌를 혹사 시키지 않는 범위 내에서 최대한 많이 사용하는 것이 좋다.

뇌의 노화를 늦추는 식사법의 핵심은 동맥경화를 예방하고, 뇌세포에 충분한 영양을 공급하는 것과 유해산소인 활성산소의 생성을 줄이고 빨리 제거하는 데에 있다. 동맥경화 예방으로 혈관성 치매의 발생을 줄이고 조기 발견으로 약간의 회복과 진행을 막을 수 있다.

과식이나 육류의 과다 섭취는 비만, 고혈당, 고지혈증, 고혈압 등과 함께 동맥경화를 일으키고 뇌경색을 일으키는 원인이 된다. 과다한 염분 섭취는 고혈압을 악화시키고 동맥경화를 가속화시킨다. 육류의 기름에는 포화지방산과 콜레스테롤이 다량 함유되어 있으므로 많이 먹는 것은 좋지 않다. 또한 혈중에 나쁜 역할을 하는 저밀도 지단백 콜레스테롤 성분을 증가시킨다. 고지혈증과 고혈압, 동맥경화는 죽종을 형성하기 쉽고 이로 인해 주로 작은 혈관이 막혀 피질 하혈관 치매를 일으키기 쉽다. 또한 활성산소는 우리 몸에서 환경오염과 화학물질, 자외선, 혈액순환장애, 스트레스, 과도한 운동, 과식 등으로 세포에서 산소를 많이 소모하여 에너지 생산을 하다 생기는 산소 찌꺼기이다. 활성산소는 불안정하여 다른 물질에 산화작용을 일으키고 신진대사를 방해하여 결국 세포가 활력을 잃고 노화가 촉진된다. 따라서 이러한 활성산소를 없애주는 비타민 E\비타민 C\폴리페놀 등의 항산화 물질을 섭취해야 한다. 특히 항산화 물질은 자연적인 방법으로 섭취하는 것이 훨씬 효과가 크다.

혈관성 치매와 달리 알츠하이머 치매와 같은 퇴행성 치매 예방에 특출한 방법은 없다. 특히 유전적 소인이 많은 경우에는 더욱 그렇다. 그렇다 해도 평소 뇌 건강에 좋은 음식을 골고루 섭취하여 뇌 손상을 막고, 오메가3 지방산이 많이 든 생선과 비타민이 풍부한 과일, 채소를 많이 먹는 것은 도움이 된다. 항산화 성분이 풍부한 음식이 산화적 손상을 방지하기 때문이다. 콜린과 엽산이 부족해지면 뇌세포 노화가 빨라지며 혈액순환이 나빠지면 뇌세포도 힘들어진다. 미국 콜롬비아대학 연구진이 식습관과 치매 발병과의 상관관계를 분석한 결과 오메가3 지방산과 비타민을 많이 섭취한 노인은 그렇지 않은 노인보다 치매를 겪을 위험이 훨씬 덜했다. 연구진에 의하면 평소 올리브오일을 뿌린 샐러드, 땅콩, 생선, 토마토, 가금류 및 브로콜리 같은 채소, 과일을 많이 먹은 노인과 붉은 고기나 지방이 많이 든 음식을 전반적으로 먹지 않은 노인은 그 반대의 식습관을 가진 노인에 비해 알츠하이머 치매 발병률이 최고 40퍼센트 정도 더 낮은 것으로 나타났다.

한의학적 접근은 다르다. 신허腎虛, 음허화동陰虛火動, 혈허血虛, 기허氣虛, 어혈瘀血과 기체氣滯, 습습濕, 담담痰, 열열熱, 풍풍風 등이 어우러져 있다고 본다. 어떻게 보는가에 따라 치료가 달라진다.

식단만큼이나 식사법도 중요하다. 음식물을 씹는 활동, 즉 음식물을 우리 몸에서 흡수할 수 있는 작은 단위로 분해하는 저작 운동은 뇌신경과 연결되어 인지기능 향상을 돕고 뇌혈류를 증가시킨다. 치아와 뇌에는 말초신경과 중추신경을 연결하는 강력한 신경 네트워크가 있다. 씹는 기술적 운동으로 뇌가 많이 자극되고, 목의 반복적 근육 수축으로 혈액을 뇌로 잘 보낸다. 따라서 천천히 꼭꼭 잘 씹는 것이 치매 예방에 도움이 된다. 더불어 치아 관리도 중요하다. 치아 상태가 악화되어 저작 운동이 줄어드는 노인의 경우 치매 발병 확률이 높아지기 때문이다. 남은 치아의 수가 많을수록 저작 횟수 또한 많아져 치매에 걸릴 확률도 줄어든다.

과식 못지않게 밥을 몰아서 먹거나 불규칙한 식사로 인한 혈중 혈당의 불안정은 저혈당에 의한 뇌세포 스트레스 유발과 고혈당에 대한 인슐린 분비 증가로 고지혈증을 일으킨다. 노인의 경우 끼니를 거르거나 아프거나 악몽을 꾸면 쉽게 탈수와 저혈당에 빠지고 탈수나 저혈당이 오래 지속되거나 비타민 B가 부족하면 심각한 뇌손상의 원인이 되어 치매에 걸리거나 빨리 악화될 수 있다.

치매를 예방하는 식습관

1. 영양이 골고루 균형 잡힌 식사를 조금 부족하게 규칙적으로 한다.
2. 음식을 먹을 때 뇌 운동이 활발해질 수 있도록 맛을 음미하며 꼭꼭 씹어 먹는다.
3. 소금은 고혈압, 심장병, 신장병, 동맥경화의 원인이 되므로 싱겁게 먹는 것이 좋다.
4. 항산화 성분이 많은 제철 과일이나 녹황색 채소를 충분히 섭취한다.
5. 혈관을 튼튼하게 해주는 양질의 단백질을 섭취한다.
6. 오메가3 지방산이 풍부한 등 푸른 생선을 섭취한다.
7. 뇌세포의 주성분인 레시틴을 공급해주는 견과류를 챙겨 먹는다.
8. 되도록 식재료는 지역에서 난 제철 재료를 이용한다.
9. 외식을 줄이고 가공식품을 멀리한다.
10. 술과 담배는 되도록 멀리한다.

몸을 움직여라

재활치료 병원을 찾아서

걸어서 퇴원하는 것이 목표였는데 그럴 수 없는 아쉬운 상황을 인정해야만 했다. 서는 연습을 통과한 장모님이 걷기 재활을 시작하시다 심한 통증을 호소하셨다고 한다. 엑스레이를 찍어보니 아직 붙지 않은 뼈가 있어 재활치료를 중단했다는 연락이 왔다. 83세의 치매 환자가 골반 복합골절 수술을 받은 지 2주 만에 걸어서 퇴원한다는 것은 사실 꿈같은 이야기였다. 아쉽게도 꿈은 접어야 했지만 우리는 장모님의 수술이 잘되고 정신이 돌아오고 건강하게 살아계신 것만으로도 감사한 마음이었다.

담당 교수님께서 뼈가 튼튼해지는 주사약을 권하셨다. 뼈가 튼튼해지고 뼈가 빨리 붙는 데 효과가 좋은 약이어서 아직 붙지 않은 뼈에 대한 걱정도 덜 수 있었다. 날이 갈수록 점점 다시 좋아지시는 장모님의 정신과 체력에 아내는 진심으로 감사해 했다. 엄마를 더 볼 수 있고 모실 수 있어서 행복하다고 했다. 감사해하며 더 따뜻하게 잘 모시겠다고 내게 다짐하듯이 말하고 또 말했다.

뼈가 붙을 때까지 재활치료를 중단하기로 하고, 우리는 다른 병원으로 옮길 준비를 해야 했다. 아내는 큰아이와 함께 병원에서 안내해준, 재활치료가 가능한 요양병원을 다녀보겠다고 했다. 치매 환자를 소규모 일반 병원에 입원시키자니 간병의 어려움이 있을 것 같고, 요양병원에 입원시키자니 재활치료에 문제가 있을 것 같았다. 결국 재활치료가 잘 되어 있는 요양병원을 찾아보기로 했다.

병원을 돌아보고 온 아내의 표정이 어두웠다. 네 곳 모두 돌아봤지만 마땅한 곳이 없는 듯했다. 그곳에 가면 오히려 더 안 좋아지실 것 같다며 큰 걱정을 하고 있었다. 중증 치매 환자, 뇌출혈 환자, 중풍 환자 등의 노인들만 주로 모시고 있으니 분위기가 가라앉아 있어 장모님 같은 가벼운 증상의 예쁜 치매 환자에게는 적절한 것 같지 않다는 것이다. 게다가 일고여덟 명이 한 병실을 쓰는데, 그들을 두 명의 간병인이 번갈아 돌보고 있는 실정이라니, 아내의 결정에 뭐라 할 말이 없었다. 장모님께서는 골반 골절수술로 아직 제대로 거동을 할 수 없는 상태이고, 혹시 잘못 넘어지기라도 하면 수술 자리가 잘

못되거나 또 다른 골절이 발생할 수 있어 개인 간병이 절실했기 때문이다.

아내는 여기저기 전화를 걸어 정형외과나 재활의학과 의사가 운영하는, 재활치료를 주로 하면서 치매 환자도 받아주는 개인 병원을 알아보기 시작했다. 몸은 다쳤어도 젊은 사람들과 섞여 치료를 받을 수 있는 병원에 입원시키는 것이 좋겠다고 판단한 것이다. 지난번에 6인실로 옮겼을 때 그 병실에는 주로 노인들이 입원해 있었다. 장모님은 노인들만 있는 걸 보고는 모두 절망적인 환자만 모여 있다는 착각과 공포를 경험하신 적이 있었다.

수술 후 2주 이상 지난 현재 섬망 증상은 없지만 환경 변화로 인해 올 수 있는 또 다른 심적 고통을 고려해야 했다. 수소문 결과 다행히 요양병원인데도 젊은 사람들이 꽤 많이 입원해 있어 일반 요양병원보다 병실 분위기도 좋고, 재활시설도 잘 되어 있다는 목동의 한 요양병원을 소개받았다. 바로 우리가 찾던 병원이라 집과 멀지만 그곳으로 가기로 결정했다. 그러면서 아내는 이렇게 말했다.

"예쁜 치매 환자가 갈 만한 곳이 별로 없어! 단지 기억력이 없으신 것 이외에 건강한 사람들과 크게 다를 것도 없는데……. 우리만의 방법을 찾아서 엄마 사시는 날까지 예쁘게 살다 가시도록 하는 게 우리가 할 일인 것 같아! 태어나는 복은 부모한테 있지만 세상 떠나는 복은 자식이 결정하는 것 같아. 그냥 흘러가는 대로 해서는 안 되

환자의 침실은 단출하고 안락하게 만들어준다.

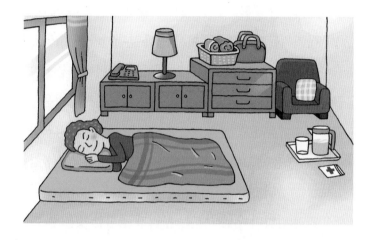

환자의 침실에 높은 침대는 좋지 않다. 쿠션 좋은 매트리스와
자주 갈아줄 덮개를 깔고 두꺼운 솜이불보다 가볍고 보온성이 뛰어난
세탁하기 쉬운 이불을 사용한다.

겠어. 잘 알아보고 결정할 일이고, 이런 경험들을 같은 처지에 있는 사람들한테 나누는 것이 우리 일인 것 같아!"

아내는 그때그때 메모를 하면서 경험이 없어 우리처럼 힘들어하며 치매 환자를 모셔야 하는 가족들을 위해서 나누겠다고 했다.

소개받은 요양병원은 모두 6인실이었다. 새로 입원할 병실에는 뇌졸중으로 식사를 못하고 누워 계시는 할머니 한 분을 제외하고는 20~30대 아가씨들과 아주머니여서 병실 분위기가 활기 있고 환하고 깔끔하고 조용해서 만족스럽다고 했다. 지난번에 응급실로 옮길 때 응급차의 요란한 사이렌 소리 때문에 장모님께서 두려움으로 정신을 잃고 섬망에 빠졌던 일을 떠올린 아내는 이번에는 응급차 소리를 내지 않고 조용히 모시겠다고 했다. 사이렌 소리까지 신경 쓰는 아내를 보니 그간의 경험이 많이 쌓인 것 같았다. 경험이 얼마나 소중한 것인지 절감하며 우리 부부는 우리가 경험한 것을 좀 더 자세하게, 더 많은 치매 환자 보호자들과 나누자고 의논했다. 사실 장모님의 치매 증상 악화는 내게도 큰 계기가 되었다. 장모님의 비애와 아내의 슬픔, 온 가족의 아픔이 헛되지 않도록 나는 치매예방치료약 연구에 박차를 가했다. 수명 연장과 더불어 100세 시대 대부분의 사람들에게 현실적인 문제가 될 치매에 대해 효능이 확실한 약 개발과 유익한 지혜와 정보를 잘 정리해서 많은 분들께 도움이 되도록 노력하고 있다.

운동이 치매 예방과 직결된다

우리는 치매가 어쩔 수 없는 병이라고 인식해왔기에 가족 중에 치매 환자가 생기면 그저 불치의 병이라고 여겨 손을 들고 만다. 치매는 무엇보다 예방과 조기 발견이 중요하다. 비록 발병한 경우라도 절대로 그냥 포기하면 안 된다. 완치하는 치료는 없다. 나빠지는 속도를 줄이는 것이 치매 예방과 치매 치료의 본질이다. 일정 기간 조금의 회복도 포함된다. 미운 치매는 적절한 치료를 통해 예쁜 치매가 되게 하는 것도 치료의 목적이다. 예쁜 치매가 되면 환자는 물론 가족이나 돌보는 사람 모두에게 고통이 줄어든다.

유전적 경향이 있는 치매는 퇴행성 치매의 대표인 알츠하이머 치매의 경우 20퍼센트 정도이고 이 중 예방 노력이나 치료에 거의 반응이 없는 유전적 치매의 비율은 1~2퍼센트 정도로 훨씬 낮다. 유전적 치매도 후천적 영향을 많이 받는다. 알츠하이머 치매와 혈관성 치매는 같이 발병하는 경우가 많아 혈관을 지키는 것이 무엇보다 중요하다. 혈관의 건강은 동맥경화의 예방과 운동으로 지킬 수 있다.

100세 시대에 운동의 중요성은 아무리 강조해도 지나치지 않다. 운동은 치매를 예방하고, 이미 치매가 시작된 경우에도 진행을 늦추는 효과가 있다. 앞서 말했듯이 인간의 뇌는 사용하지 않으면 기능이 점점 떨어지고, 쓰면 쓸수록 일정 범위 내에서 더욱 좋아진다.

몸을 움직이는 것 역시 마찬가지다. 운동으로 뇌가 좋아지는 이유로 첫째, 운동은 인지기능과도 연관이 있다. 몸을 덜 움직이면 뇌를 자극하는 양도 줄어든다. 뇌를 자극하는 양이 줄어들면 지각정보의 입력이 늦어져 결국 기억력 감퇴까지 불러온다. 따라서 자발적이고 규칙적인 운동은 신체를 건강하게 만들어줄 뿐만 아니라 뇌와 정신까지 건강하게 만들어준다.

둘째, 몸을 움직이려면 움직이려는 의지가 중요하다. 이런 의지는 생활에 적극성으로 나타나고 우울의 경향을 줄여주며 또 다른 뇌 활동의 촉진제가 된다.

셋째, 운동을 수행하는 데는 운동 의지와 운동 담당 세포, 지각 담당 세포, 기억 담당 세포, 평형감각을 담당하는 소뇌, 시시각각의 변화에 대응하는 세포까지 거의 모든 뇌세포와 이들을 연결하는 신경망이 총동원 된다.

넷째, 운동 중에서도 특히 유산소 운동은 뇌에 많은 혈액이 돌게 만들어 산소와 각종 영양소가 충분해지고 찌꺼기를 잘 제거해주어 뇌세포와 혈관을 튼튼하게 만든다.

다섯째, 운동으로 인한 뇌의 과부하는 신경원 세포 자체가 강하게 만들 뿐 아니라 휴면세포를 깨우거나 신경망을 강하게 한다.

운동의 방법으로, 비록 간단한 손 운동도 자주 하면 뇌 기능을 활발하게 해준다. 손 운동은 집중력을 필요로 하고 이는 기억력 저하를 막는 효과가 있다. 미술, 서예, 그리기, 만들기 등 손을 움직이는 활동 역시 도움이 된다.

스트레칭도 치매 예방에 효과적인 데, 혈액순환이 좋아지고 관절과 근육의 새로운 자극 정보도 뇌 활동을 촉진시킨다. 스트레칭을 할 때는 천천히 리듬에 맞춰 자연스럽게 호흡을 들이마시고 내뱉는다. 뇌에 산소가 많이 공급되면 집중력이 높아지고 피로 해소에도 효과가 있다. 꾸준한 스트레칭은 치매 예방에 도움이 된다.

치매 예방에 가장 효과적인 운동은 걷기이다. 최근 미국에서 지난 1년간 정상 노인 120명을 대상으로 한 번에 30분씩 일주일에 3회 걷게 한 결과, 기억을 담당하는 해마가 2퍼센트 커지는 결과가 나왔다. 유산소 운동을 하는 노인은 나이를 먹으면서 나타나는 뇌의 피질 감소가 덜한 것으로 드러났다. 꾸준한 걷기만 해도 어느 정도 노인성 치매 예방이 가능한 것이다.

빠르게 걷기와 수영 같은 유산소 운동은 뇌 혈류를 개선하고, 뇌에 활력을 준다. 유산소 운동은 뇌의 혈액순환을 촉진시키고 스트레스 호르몬 분비를 줄인다. 다만 무리한 운동은 활성산소를 만들어 세포를 손상시킬 수 있으니 주의해야 한다.

모든 것에는 좋은 점과 나쁜 점이 공존한다. 운동 역시 뇌 건강에 도움이 될 때도 있고, 독이 될 때도 있다. 유산소 운동은 뇌에 도움이 되지만 강도가 지나치면 혈액 내 산소 농도가 떨어져 혈류량이 많아져도 오히려 전체적인 산소 공급량이 줄어들 수 있다. 또한 에너지를 과하게 생산하다 보면 활성산소와 기타 찌꺼기도 많이 생긴다. 운동도 너무 과하면 오히려 독이 된다. 과유불급이다. 어디가 중용이고 최적인가 하는 것은 과거 우리 조상이 살아왔던 생활과 너무 동떨어진 생활을 조금 되돌려놓는 데 있다. 그때는 아침 일찍 일어나 하루 종일 먹거리를 찾아 헤매었어도 충분하지 못한 삶이었다. 지금 우리도 조금 부족하게 먹고 조금 더 육체 활동을 하는 것이 적절한 생활이다. 무엇보다 자주 움직이는 것이 좋다.

치매를 예방하는 운동 습관

1. 손목 돌리기, 주먹 쥐고 펴기, 손바닥 문지르기 같은 손 운동을 한다.

2. 목을 앞뒤 좌우로 늘리고 천천히 돌려주는 목 운동으로 목 근육을 자주 풀어준다.

3. 팔다리를 끝까지 쭉쭉 펴는 스트레칭으로 몸의 긴장을 풀어준다.

4. 팔다리 올리기, 어깨 두드리기, 허리 돌리기 등 가벼운 전신 체조를 꾸준히 한다.

5. 가벼운 춤을 즐기고 체조 등 유연성 운동으로 관절이 굳지 않게 한다.

6. 가벼운 조깅으로 허리와 하체를 강화시킨다.

7. 주 3회 이상 땀이 날 정도의 빠른 걸음으로 걸으면 성인병과 치매 예방에 큰 효과가 있다.

환자 목욕시 급격한 체온 변화를 피한다.

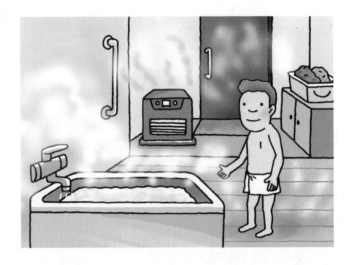

환자가 집에서 목욕할 때는 따뜻한 물을 미리 욕조에 받아 욕실 온도를
높힌다. 목욕하는 동안 같은 온도를 유지하도록 화재 위험이 적은
팬히터를 틀어둔다.

전두엽을 활성화시켜라

기다림의 시간

드디어 병원을 옮기게 되었다. 장모님은 신이 나셔서 진즉에 옷을 다 입고 곱게 앉아 기다리고 계셨다. 집에 가는 것으로 착각하신 모양이었다. 병원 진료 때문에 요양병원까지 모실 수는 없어도 잠깐이나마 얼굴을 뵈니 한결 마음이 놓였다. 퇴원 준비를 마치신 장모님의 밝은 모습을 뵙는 것이 얼마나 고마운 일인지 모른다. 환한 표정으로 휠체어에 앉아 혼자서 바퀴를 밀며 왔다 갔다 하는 모습을 우리에게 자랑이라도 하듯이 보여주셨다. 얼마나 다행인지, 우리는 장모님이 다 나으신 것처럼 기뻐했다. 병원에서는 토요일인데도 정성스럽게 퇴원 준비를 해주었고, 다른 병원에서 지속적인 치료를 할 수 있도록 약과 주사약을 자상하게 챙겨주었다. 아내는 깊이 감사하는 마음으로 새로운 병원으로 장모님을 모셨다.

두 병원 측의 배려로 퇴원과 입원이 순조롭게 이뤄졌다. 하지만 아내는 또 다시 코앞에 닥친 어려운 과제를 풀어야 했다. 새로 간병인을 구하는 일이 쉽지 않았고, 장모님이 새로운 병원에 잘 적응하실지도 걱정이었다. 큰 병원이 아니어서인지 한국인 간병인을 찾기가 어려워 중국 교포 간병인을 소개받았다. 아내의 걱정이 컸으나 어쩔 수 없는 일이었다. 이번에도 아내 혼자서 일 처리를 다 해야 했다. 가족 모두가 각자 자기 일을 해야 하니 아내는 모든 일을 제쳐두고 나서서 처리할 수밖에 없었다. 가정에 치매 환자가 생기면 이렇게 누군가는 일상생활이 흔들리고 아무것도 못하게 되는 경우가 많다. 그래서 환자를 요양병원에 입원시킬 수밖에 없고, 이러저러한 것들을 따져볼 경황조차 없는 환경에 처한 가정이 많을 것이다.

자영업에 종사하는 우리 가족과 같은 경우에는 그나마 시간이 좀 더 자유롭지만, 온 가족이 회사에 다니고 상황이 여의치 못한 경우를 생각하면 얼마나 답답하고 막막할지 안타까운 마음이 들었다.

치매 환자의 경우 합병증 위험도가 높은 편이다. 특히 낙상이나 실족으로 장모님처럼 골절상을 입는 경우 이로 인해 이중으로 치료와 관리가 필요하므로 당사자는 물론 환자 가족들의 심리적, 물리적 부담감은 더욱 커질 수밖에 없다. 환자와 그 가족이 고스란히 떠안아야 하는 무게가 너무 크니 국가와 사회가 그 무게를 조금이라도 나눌 수 있도록 시스템을 발전시켜야 한다는 생각이 들었다. 다행히 우리가 소개받은 간병인은 한국에서 생활한 지 20년이나 되었고, 간병 경험도 많으신 분이라니 그나마 안심이 되었다. 새로운 간병인을 만나고 온 아내는 겨우 한시름 놓는 듯했다. 게다가 새로 옮겨간 병원 원장님의 따뜻한 배려 덕분에 한결 마음이 놓인다고 했다. 같은 병실에 있는 젊은 분들도 장모님을 잘 모실 것이니 걱정 말라며 위로해주셨다고 했다. 덕분에 우리 가족은 이전보다는 좀 더 안정된 시간을 보낼 수 있었다. 장모님의 상태가 많이 좋아지셔서 기억을 잘 못하시는 것 외에는 큰 문제가 없었다. 예의 바르시고 자존심 강하시고 가치관도 확고하신 예전의 장모님으로 돌아오신 것이다. 병원까지 거리가 멀기도 했고, 감사하게도 장모님이 안정을 찾으셨으니 우리는 서로 당직을 정해 돌아가며 병원에 가기로 했다. 길고 긴 시간과의 싸움에 현명하게 대처하기로 한 것이다.

이제 뼈가 빨리 붙어주기를 바라며 시간을 보내야 했다. 무리하게 걷는 연습도 하면 안 되고 다리가 굳어지지 않을 정도로만 최소한 움직이면서 그저 뼈가 붙기만 기다려야 하기에 아무것도 할 게 없었다. 잘 드시고 잘 주무시고 기분 좋게 생활하시면서, 무엇보다 다시 또 넘어지지 않게 돌봐드리는 것이 중요했다. 한 번 더 골절의 불행이 닥치면 이제 끝이라고 생각한 아내는 오로지 안전에만 신경을 곤두세웠다. 장모님께 이야기하고 또 이야기했다. 혼자 걸으면 절대 안 된다고, 꼭 도움을 청해야 한다고. 하지만 정작 장모님은 자신이 어떻게 다쳤는지, 수술을 하셨는지조차 모르실 때가 더 많기 때문에 간병인의 철저한 감시가 필요했다. 금방금방 잊어버리고 현실 감각이 떨어진 장모님께 당부하는 것은 무의미해 간병인에게 당부에 당부를 더했다. 어느새 아내는 한바탕 전쟁을 치른 용사가 되어 있었다. 치매 치료를 더 열심히 해서 사고 나기 이전의 장모님 상태로 호전시키겠다는 의지가 대단했다. 그날 이후 우리는 좀 더 깊은 잠을 잘 수 있었다. 장모님도 우리도 점차 안정을 찾아갔다.

의욕적인 사람은 치매에 걸릴 확률이 낮다

전두엽은 운동, 의지력, 인내력, 논리적 사고, 통합적 사고, 사회성, 감정과 인격 등을 관장한다. 운동은 뇌 전체를 자극할 뿐 아니라 측두엽의 해마를 튼튼하게 해 기억력을 키우고 전두엽 기능을 강화시킨다. 부지런히 움직이는 것은 전두엽에 미치는 영향이 운동보다 좋을 수 있고, 성실하면 인내심이 강해지고 변화하는 환경에 대응을 잘하게 된다. 부지런하고 성실한 사람은 치매에 걸릴 확률이 낮다.

미국 러시대학 의료센터 연구팀은 근면과 성실이 알츠하이머 치매를 억제할 가능성이 높다고 발표했다. 부지런하고 성실한 사람의 특징을 살펴보면 이루고자 하는 목표가 많고 이를 달성하기 위해 열심히 매진하고, 주어진 시간 내에 목표를 달성하는 확률이 높다. 말하자면 욕심이 많고 인내심이 강하며 변화되는 환경에 적절하게 잘 대처하는 편이다. 욕심을 부리는 의욕은 전두엽 기능의 하나인 뇌의 시동을 걸고 뇌 기능을 활성화시키는 자극이 된다. 의욕은 전두엽이 어떠한 행동을 '할까' '말까'에서 '할까'를 강화시키는 작용을 한다. 욕심이 있는 사람은 목표를 향해 의욕적으로 행동하고, 매사에 적극적으로 두뇌를 사용한다. 집념을 가지고 매진함으로써 결과적으로 성공을 이뤄내는 것이다. 이들은 뇌를 활성화시키는 것이 습관화되어 있다. 구체적으로 전두엽이 활성화되어 있는 것이다. 따라서 다른 사람에게 피해를 주지 않는 건강한 욕심은 치매에 걸릴 확률을 낮출 수 있다.

반대로 의욕이 많이 상실되면 우울증이 된다. 다른 뇌 기능이 모두 정상인데 뇌의 하고자 하는 욕구만 상실되고 다시 정상으로 회복될 여지가 있는 경우는 우울증이지만, 진행되거나 기억을 비롯한 다른 인지 장애가 겹치면 치매로 보아야 한다. 별다른 욕심이나 경쟁심이 없고 타성에 젖어 모든 일을 하던 대로 적당히 넘기는 사람들은 상대적으로 치매에 걸리기 쉽다. 때로는 편안하고 안락한 생활보다 힘들고 거친 생활이 치매예방에 도움이 된다. 나이 들면서 노욕은 버려야 하지만, 치매에 걸리지 않으려면 오히려 건전한 욕심을 가지고 삶을 풍성하게 만드는 데 초점을 맞춰야 한다. 새로운 목표를 세우고 뇌에 시동을 걸어보자.

전두엽의 여러 가지 기능 중 또 다른 하나는 화를 내거나 짜증을 내거나 하기 싫은 충동을 제어하는 '말자'의 기능이 있다. 인내심을 키우는 브레이크 기능이다. 평소에 충동억제를 잘 연마하는 것은 마음을 잘 다스리는 것이며, 치매에 걸리더라도 예쁜 치매가 될 가능성이 많다. 충동억제 기능이 너무 강하게 발달되면 매사 부정적 사고를 가질 우려도 있다. 모든 것은 변해간다. 욕심을 내어 어떤 목표로 다가가다 보면 예상하지 못한 난관들에 부딪히게 된다.

부지런하고 성실한 사람은 이런 변화를 능동적으로 잘 대처하는 기획력과 종합적 사고도 발달되어 있다. 운전을 잘하는 것과 같다.

전두엽은 기억력과 사고력을 주관하고, 뇌의 다른 영역의 활동을 조정하고 통합하는 기능을 담당한다. 말하자면 뇌 전체의 컨트롤 타워 역할이다. 또한 감정 조절이나 집중력, 판단력 등도 책임지고 있으므로 전두엽을 활성화시키는 일은 매우 중요하다. 특히 전두엽의 상태는 치매와도 직결된다. 평소 성실하고 온유한 성격이던 사람이 전두엽의 충동억제 기능이 손상된 후 자주 화를 내며 충동적이고 고집이 세지고 부적절한 행동을 하는 경우와, 시동을 거는 기능이 손상되어 활동적이던 사람이 아무것도 하지 않는 등 완전히 180도로 달라진 모습을 보이는 사례들이 말해주듯 전두엽 치매는 기억력이나 인지기능 장애보다 성격적인 변화나 행동의 변화가 먼저 오는 경우가 많다. 전두엽 치매는 알츠하이머 치매에서는 나중에 오지만 혈관성 치매에서는 먼저 오는 경우가 많다. 뇌혈관 관리와 뇌의 지속적인 자극으로 늦출 수 있다. 평소 전두엽에 시동을 자주 걸어 가속 페달과 브레이크를 잘 밟고 논리적 사고로 핸들링을 잘하여 치매의 바다에 다가가는 속도를 늦춰보자.

전두엽을 활성화시키는 방법

1. 규칙적으로 운동을 열심히 한다.
2. 부지런하고 매사 성실하게 살며 적당한 욕심과 긴장을 유지한다.
3. 명상이나 기도로 내면의 소리에 귀 기울인다. 화를 다스린다.
4. 논리적 사고와 논리 타당한 표현을 많이 한다.
5. 책을 많이 읽고 느낌을 정리하거나 독후감을 쓴다.
6. 텔레비전보다 라디오가 상상력을 자극하므로 전두엽 활성화에 좋다.
7. 구체적 목표를 세우고 계획을 행동에 옮기되, 꼼꼼하게 마무리 한다.
8. 항상 배우는 자세를 유지한다.
9. 사회생활을 열심히 한다. 나보다 남을 먼저 배려하는 마음을 갖는다.
10. 사랑하는 사람이나 대상이 있어야 하고, 자존감을 유지하도록 한다.

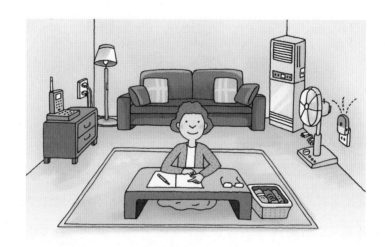

환자가 주로 지내고 가족과 대화할 공간인 거실의 위험 요소들을 없앤다.
전기제품은 벽에 붙여 코드가 나오지 않게 하고 카펫은 바닥에 밀착해
발이 걸리지 않도록 한다. 테이블 모서리도 날카롭지 않은 것으로 하고
모든 물건들을 환자를 배려해 배치한다.

마음을 다스려라

회복의 시간

새로 옮긴 병원 생활은 대체적으로 평화로웠다. 혼자 사셨을 때는 물론 집으로 모신 후에도 가끔 노인정에 가시는 것 외에는 주로 집에만 계셨던 장모님께 같은 병실에 있는 젊은 환자들과의 공동생활은 활력을 얻는 데 좋은 기회였다. 다른 사람과의 교류가 치매 치료에도 좋은 영향을 미치는 계기가 되었다. 병실의 젊은 활기 덕분인지 장모님이 밝은 모습을 되찾으셨다. 지적 수준이 많이 떨어져서 예전처럼 똑똑하시지 못하고 때론 바보처럼 보이기도 하지만, 잘한다고 칭찬받으면 노래도 곧잘 하시고 모두를 즐겁게 만드셨다. 아가씨들한테 인기도 많고, 예쁜 어르신으로 불리신다고 했다. 평소 이해심이 많고 무엇보다 남을 잘 배려하고 참을성도 많아 점잖으셨던 장모님은 어딜 가나 인기 만점이던 분이셨다.

이제 더 이상의 섬망도 없고, 사고 나기 전 만큼이나 상태가 좋아지셨다. 병원이 너무 멀어서 나는 매일 아침 장모님을 뵈러 가던 일을 더 이상 할 수 없었다. 아내도 장모님이 많이 안정되고 거의 정상이시니 굳이 찾아뵙지 않아도 괜찮다고 했다. 매일 문안 전화로 마음을 다할 수밖에 없었다. 화, 목, 토요일에 가족들이 돌아가면서 찾아뵈니 장모님도 불안해하지 않으시고 만족해하셨다. 무엇보다 일주일에 한 번씩만 가게 된 아내가 일상의 평화를 찾아 다행이었다. 장모님께서는 하루에 30분씩 재활치료를 시작하셨고, 목욕도 가능해지고, 휠체어로 화장실 이용도 용이해지셨다. 더욱 감사한 건 장모님께서 다시 활기를 찾으신 것이다. 전처럼 불안해하지 않으시고 자신감도 가지게 되셨다.

치매 환자들에게는 환경이 매우 중요하다. 존중해주고 사랑해주고 밝은 분위기에서 지낼 수 있으면 불안해하거나 비관하지 않고 병을 치료하는 데에도 도움이 된다. 치매는 심각한 기억 장애와 기타 인지장애가 있어 일상생활에 큰 지장이 발생하는 경우를 말한다. 하지만 말기에 이르러 대부분 뇌 기능을 잃어버리기 전까지 일부 기능은 정상적으로 작동하므로 자존심을 상하게 하거나 의욕을 떨어뜨리는 말을 해서는 안 된다. 남아 있는 뇌 기능이 예민해져서 대수롭지 않은 사소한 일에도 크게 반응할 수 있기 때문이다. 아내는 주위의 친척이나 장모님 친구 분들의 병원 면회를 철저히 차단했다. 냉정하다 싶을 정도로 단호히 거절했다. 장모님이 워낙 자존심이 강한 분이시라 지금의 당신 모습을 보이고 나면 분명히 우울해할 것이 걱정되었기 때문이다. 또 친인척과 친구들을 만나서 기억이 나지 않아 발생할 수 있는 곤란한 상황을 만들 필요가 없다는 것이다. 아내의 판단이 옳은 것 같았다.

우리는 병문안 한답시고 환자를 찾아가지만 환자 입장에서 보면 반가운 일만은 아닐 수도 있다. 변화에 민감한 치매 환자에게는 그러한 배려가 매우 중요하다. 가능하다면 더 이상의 악화 없이 즐거운 기분으로 생활할 수 있게 해주는 것이 최선인 셈이다.

아내는 장모님처럼 치매 환자를 부모로 모시고 있는 지인들에게 치매 한약을 보내겠다고 했다. 처음에는 반대했지만 다른 사람들에게도 나눠야 한다는 아내의 말에 나도 적극적으로 치료를 돕기로 마음먹었다. 부모가 치매 환자인 분과 치매는 아니지만 뇌경색 후유증으로 불편하신 분, 그리고 치매 예방치료에 동의한 40~50대 지인들이었다. 오래된 단골 환자 몇 분도 내 칼럼을 보셨다며 예방치료를 하겠다고 찾아오셨다.

개인 의원의 시설과 능력으로는 치료 성과를 객관적으로 증명하기는 어렵다. 다만 증상 호전을 치료 효과로 평가할 수밖에 없다. 보호자나 예방 차원에서 드신 분들의 이야기에 의존했다. 예방치료는 아직 뚜렷한 증세가 없으므로 성과를 판단하기가 어렵지만, 뇌 기능의 활성화가 있다면 효과가 있는 것으로 볼 수 있다.

대상자들에게서 작은 변화가 있었다. 말씀을 못 하시던 중증 치매 환자 분은 두 달 가까이 약을 드신 후 간단한 말씀을 하시기 시작했다. 자주 못 오시는 형제분이 왜 안 오느냐고 묻는 등 작은 변화를 보이셨다고 한다. 치매는 아니지만 뇌경색으로 손가락을 움직이는 것이 약간 불편하고 생활의 활력이 떨어진 할머니는 에너지가 매우 왕성해지셔서 돌보는 손주들을 자꾸 골려 먹는 재미가 생겼다고 했다. 이런 현상이 치매 약의 부작용인 것 같다는 위트로 감사의 뜻을 전해왔다.

예방 차원에서 드신 분 중에는 편두통이 없어지고 눈이 밝아졌다는 분이 있고, 아침이면 손이 저려 매일 30분 이상 주물러야 풀렸는데 이런 증상이 없어졌다는 50대 남자분도 있었다. 손가락 마디의 통증이 심해 여러 달 병원에 다니며 침도 맞고 약을 먹어도 소용없던 것이 치매예방 한약을 먹고는 다 나았다며 신기해하는 50대 초반의 여자분도 있고, 머리에 안개가 낀 것 같다며 항상 피곤을 달고 사는 50대 중반의 여성은 머리가 맑아지고 피곤함이 없어졌다고 했다. 이런 변화는 뇌 기능의 변화와 무관하지 않다.

마음수양으로 화를 다스려라

충동 억제를 담당하는 전두엽의 기능이 망가지면 난폭해지거나 쉽게 흥분하는 등 충동을 조절하지 못해 자주 화를 내게 된다. 때로는 불면의 원인이 될 수도 있고, 식욕을 주체 못하거나 성적 충동을 자제하지 못할 수도 있다. 치매에 걸리면서 전혀 다른 사람으로 돌변하여 사랑하는 가족과 주변 사람들에게 크나큰 고통을 안겨주는 경우가 그러하다.

전두엽은 감정을 조절하고 억제하는 역할도 하는데, 감정 조절이 안 되어 화를 참지 못하는 것 말고도 자꾸 웃거나 울고, 이유 없이 잘 놀라거나 두려워할 수도 있다. 전두엽이 손상되면 평소의 생각과 감정이 조절 장치 없이, 즉 체면을 차리지 못하고 그대로 드러나게 된다. 100세 시대에 늘어난 수명으로 인해 치매를 피하기가 쉽지 않다면 미운 치매에 걸리지 않도록 항상 노력하는 것이 최선이다.

미운 치매에 걸리지 않으려면 젊어서부터 마음수양을 하여 예쁜 마음을 키워야 한다. 예쁜 마음은 자신보다 남을 배려하는 마음이다. 남을 배려하려면 자기 자신을 소중히 여기고 스스로를 사랑하는 마음이 있어야 가능하다. 자기 자신을 소중하게 여기는 사람은 삶에 충실하고 모든 일에 편견이 없으며, 평소 자신의 내면을 잘 들여다보고 부정적인 요소를 떨치는 것을 게을리 하지 않으며 미래를 긍정

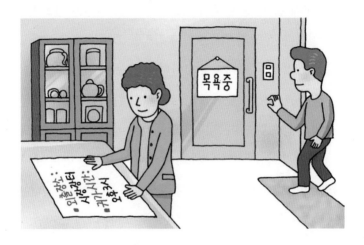

보호해줄 가족이 목욕 등으로 시간이 걸릴 때나 잠시 외출하더라도
어디에 있는지, 언제 돌아올지 알 수 있도록 메모지를 눈에 띄는 곳에
두어 불안해하지 않도록 한다.

적으로 설계한다. 살다 보면 어쩔 수 없이 화를 낼 수밖에 없는 일들이 생긴다. 하지만 화를 내면 마음이 불편해질 뿐이다. 일시적으로 마음을 삭일 수는 있겠지만 결국 화는 화를 내는 대상에게도 자기 자신에게도 아무런 이득을 주지 못한다. 오히려 활성산소가 많이 발생되어 심신의 병을 불러온다. 또한 쉽게 화를 내는 사람이 점점 더 화를 잘 내게 된다. 물론 화를 다스리는 것은 매우 어렵고 인내심을 요하는 일이다. 무조건 억누르거나 감정을 그대로 표출하지 말고 지혜롭게 다스려 좋은 에너지로 발산하는 연습이 필요하다.

마음의 화를 녹이지 못하고 단지 참기만 한다면 그러한 감정이 잠재의식에 앙금으로 남아 있다가 언젠가는 부정적인 방향으로 표출될 가능성이 높다. 사실 화나게 하는 상대의 표현은 바로 내 속에 있는 나의 모습이다. 나에게도 똑같은 모습이 있기에 화가 나는 것이다. 잘 생긴 나를 못생겼다고 놀려도 별로 화가 나지 않지만, 자신이 못생겼다는 열등감을 가지고 있다면 화가 많이 날 수 있다.

따지고 보면 화는 상대의 자극도 중요하지만 내 열등감으로 인해 생기기 때문에 나를 화나게 하는 상대를 원망하기보다 자신의 모자라는 부분을 바라보는 계기로 삼아야 한다. 상대의 자극에 집착하여 화부터 내지 말고 내 속에 있는 내 모습으로 인정하면 된다. 가능하면 신이나 내 마음 속의 신성, 주인공, 초자아 같은 대상에게 인정하는 것이 좋다.

마음을 다스리기가 어려울 땐 기분 전환을 하는 것도 효과적이다. 내 입장에서만 생각하기보다는 먼저 다른 사람을 이해하고 배려하며, 작은 것에도 감사할 줄 알고, 매사에 긍정적으로 생활하는 것이 미운 치매를 막는 방법이다.

또한 가족들이 치매로 발병하기 쉬운 어르신들의 심신이 나약해지거나 외로워지지 않도록 잘 돌보고, 마음을 편안하게 가질 수 있도록 하는 것도 중요하다. 신뢰가 두텁고 화목한 가정일수록 미운 치매에 걸리지 않을 확률이 높다.

아무리 좋은 복지제도나 사회보장도 사랑과 배려를 대체할 수는 없다. 나이가 들어서도 마음을 잘 조절하고 사랑하는 마음을 간직한다면 치매에 걸리더라도 다른 사람에게 피해나 고통을 주지 않는 단순 인지 장애 정도의 예쁜 치매에서 멈출 수 있을 것이다.

화를 다스리는 충동억제 방법

1. 무조건 참거나 화내지 말고 자신의 감정을 글로 표현해본다.

2. 적당한 운동으로 땀이 나면 교감신경 흥분이 줄어들고 화가 풀린다.

3. 잠깐씩 복식호흡을 하여 마음을 진정시킨다.

4. 집안 청소나 설거지를 하다 보면 기분 전환이 되고 나쁜 감정도
   함께 씻겨 나간다.

5. 쓴 맛 나는 채소는 화를 내리는 데 도움이 된다.

6. 따뜻한 햇볕을 쬐면 마음이 풀린다.

7. 명상과 기도의 시간을 갖는다.

8. 자기 자신에게 긍정적인 메시지를 소리 내어 말해준다.

9. 신이나 내면의 주인공에게 화가 올라오게 하는 상대의 자극을
   남이 아닌 내 모습으로 인정한다.

사회성을 키워라

칭찬은 치매 환자도 춤추게 한다

환경이 바뀐 첫날 밤 재미있는 해프닝이 벌어졌다고 한다. 주무시다가 간병인이 잠든 시간에 혼자 걸어 나가 화장실을 다녀오셔서는 문 앞에 누워 있는 젊은 아가씨가 큰 손자로 보이셨던 모양이다. "아, 기복이가 여기서 자고 있네? 추운데 이불을 안 덮었잖아!" 하시면서 당신의 이불을 가져다 덮어주셨다는 것이다. 이 일은 그 방에 있던 모든 환자들이 웃고 또 웃는 이야깃거리가 되었지만 마냥 웃고 넘길 수 있는 일은 아니었다. 아직 뼈가 제대로 붙지 않은 상태이고, 또 걸어 다니시다 새로 골절상이라도 당하신다면 보통 큰일이 아니기 때문이다. 그 일이 있은 이후로 간병인 아주머니는 장모님의 통로를 막고 주무셨다. 장모님께서 혼자 일어나서 나가실 수 없도록 장모님 손과 자신의 손을 묶고 주무시겠다고 하셔서 또 한 번 간병인의 사명감에 감동했다.

매일 아침저녁으로 직접 회진을 도시는 원장님으로부터 착하고 지혜로우시다는 칭찬을 받으시면 장모님은 학교생활을 잘하는 모범생이라도 된 듯 좋아하셨다. 잘하신다는 칭찬을 들으면 기분이 들떠서 같은 노래를 몇 번이고 계속 부르신다고 했다. 그곳에 계시면서 나날이 상태가 좋아지셨다. 안정된 환경에서 지내시니 험한 꿈도 꾸지 않으시고 잘 주무셨다. 쓴 약도 잘 드시고 식사도 잘하셨다. 잘 드시니 당연히 컨디션도 좋아지셨다. 이제 뼈만 잘 붙는다면 더 바랄 게 없을 듯했다. 별 문제없이 평화로운 날이 지속되었다.

생각보다 치매에 걸린 부모를 모시고 있는 가정이 많았다. 한 달 전에도 훌륭하게 사회생활을 하고 큰 기업체를 운영하시던 80대 초반의 어르신이 갑자기 혈관성 치매가 와서 치매 한약을 지어드린 적이 있다. 그런데 어르신께 약을 챙겨드리면 혹시 나쁜 것이 있을지도 모르니 아들한테 먼저 먹어보라고 하신다는 것이다. 치매 환자가 가족을 믿을 수 있게 하는 것이 무엇보다 중요하다.

이해가 되지 않거나 기억이 떠오르지 않아 불안증이 생기면 의심이 많아지고 좌절하게 되고 과격한 행동을 보일 수도 있다. 뇌의 사고 기능이 많이 소실되기 전에는 치매 환자도 부분부분 연결이 안

되거나 다른 사고와 섞여버리기는 해도 일정 부분 정상적인 사고를 한다.

평소 아들이 엄청난 효자이고 당신이 가장 신뢰하는 아들이지만 사업체를 운영하면서 생긴 타인에 대한 의심과 뒤섞여 일시적인 혼동을 일으킨 것이다. 나를 믿지 못하는 치매 부모님에게 섭섭한 마음을 가져서는 안 된다. 머리로는 알면서도 갑자기 바뀐 환자의 이상하고 섭섭한 행동에 마음이 먼저 반응하여 환자에게 싫은 표현을 하는 것은 옳지 않다.

장모님의 경우 골절을 치료하기 위해 입원했지만 낯선 도우미 아주머니만 주로 보이고 가족들은 눈에 잘 띄지 않는 상황이 머리로 이해되지도 않고 마음으로 받아들여지지도 않았다. 장모님은 당신이 버림받을지도 모른다는 혼동과 불안감을 여러 형태로 표출하셨다. 먼저 계시던 병원에서 "김 서방도 나빠!" "내가 왜 이런 곳에 있어야 하는지 도무지 모르겠어!" 하시면서 화를 내신 것도 그런 이유에서였다.

지금은 많이 회복되었지만 장모님은 지남력이 떨어져 병원인지 집인지 분간하지도 못하고, 아가씨를 손자라고 착각하기도 하고, 수술 받았다는 사실도 잘 모르고 아직 걸어 다녀서는 안된다는 새로운 학습 내용이 기억되지 않아 정상인처럼 자꾸 걸어 다니시려고 한다. 칭찬을 받으면 어린아이처럼 단순해져 행복해한다. 일종의 충동억제 기능과 통합적 사고 기능이 떨어져 있다. 그래도 평소 남을 배려하던 습관이 남아 있어 이불을 덮어주는 행동을 보이신 것이다.

앞으로 장모님을 요양원으로 모셔야 할 것 같았다. 아내와 나는 집과 가까운 요양원을 찾아보기로 했다. 장모님이 적응만 잘 하신다면 친구도 사귈 수 있어서 좋고, 우리도 자주 들러서 뵐 수 있으니 좋을 것 같았다. 무엇보다 장모님에게 매여야 하는 생활로부터 일상을 찾을 수 있기를 바랐다. 하지만 또 다시 버려졌다고 좌절할 일이 눈에 선했다. 결론을 내지 못하고 고민하는 날들이 많이 지나갔다.

장모님이 안정되자 새로운 문제가 생겼다. 장모님 침대 바로 위에 텔레비전이 있는데 거의 하루 종일 틀어놓는 바람에 장모님이 잠을 못 주무시는 일이 생기고, 이로 인해 예민해지기 시작했다. 그렇다고 다른 사람과 자리를 바꿀 수도 없었다. 다른 병실로 옮기는 것도 만만치 않은 일이었다.

사회성이 낮으면 치매에 걸릴 확률이 높다

혼자 지내는 경우 배우자나 다른 가족이 있는 경우보다 치매에 걸릴 확률이 더 높다. 정 붙일 애완동물이라도 있는 것이 아무도 없이 혼자 사는 것보다 훨씬 좋다. 인간은 혼자서는 살아갈 수 없는 사회적 동물이다. 언어와 문자를 이용한 폭 넓은 사회생활이 인간의 뇌 발달의 근본 동력이라 볼 수 있다. 사람들을 만나면 머리를 자꾸 쓰게 되므로 사회성을 키우는 것이 치매 예방에 도움이 된다. 혼자 있으면 자연히 뇌의 활동과 육체의 움직임이 줄어들 수밖에 없다.

다양한 분야의 사람들과 교류를 갖고, 사회적으로 활발하게 활동하면 치매에 걸릴 위험이 낮아진다. 사회활동은 뇌 기능을 촉진시키고 세포와 신경망을 활성화시켜 주고 이는 뇌의 약화를 더디게 만든다. 사회활동을 활발히 하면 뇌 기능 저하가 그만큼 늦어지는 것이다. 대부분 젊었을 때는 사회활동을 활발히 한다. 특히 직장 생활 자체가 가지는 사회성의 의미가 매우 크다. 그리고 젊은 나이엔 취미활동, 친목 모임 등을 통해 폭 넓은 대인관계도 유지한다. 하지만 은퇴하게 되면 사회활동의 기회가 확연히 줄어들고, 의지 자체도 경제적 여건도 점차 줄어든다. 나이가 들어서도 꾸준히 사회활동을 하고 대인관계를 유지하도록 스스로 노력할 필요가 있다.

사회생활도 영업사원이나 '을'의 입장에서 하는 것이 '갑'의 입장에서 생활하는 것보다 뇌의 노화 방지에는 훨씬 도움이 된다. 넓게 바라보면 세상이 참 공평하다고 볼 수도 있다. 그렇다고 해도 나를 포함한 모든 사람이 '을'보다는 '갑'의 입장에 있고 싶어 할 것이다.

문제는 힘든 삶을 부정적으로만 보지 말고 긍정적으로 보자는 것이다. 친구나 만나는 상대가 편하고 좋은 사람이면 좋지만 가끔은 고약한 친구나 새로운 인간관계를 맺는 것이 훨씬 뇌를 많이 단련시킨다. 이런 경우 뇌는 늘 하던 관념적 사고에서 벗어나 새로운 사고를 할 수밖에 없다. 앞에서도 얘기했지만 나를 불편하게 하는 상대에게 화를 내지 말고 그런 불편을 느끼는 나를 바라보는 것도 스스로를 성숙시키는 방법이 된다.

가끔 고약한 친구를 만나는 것이 나에게 좋은 일이지만 내가 고약해지면 나를 받아주는 사회는 문을 닫게 되므로 남을 위해 나까지 고약해질 필요는 없다. 고약하다는 것은 남을 배려하는 마음이 없다는 것이다. 또한 변화를 수용하지 못하고, 새로움을 배우는 능력이 떨어진다. 뇌가 노화되었다는 것이다. 나이 들면 고약해지는 경우가 많다. 뇌가 젊어야 새로움을 잘 배운다. 새로움으로 나를 바꿔야 모난 부분이 적어진다. 모든 것은 변한다. 고정관념이나 신념이 남에게 끼치는 해악은 큰 힘을 가질수록 폐해가 크다. 세계대전 등의 근현대사에서도 우리는 많이 보아왔다.

사회성은 치매 치료에 있어서도 매우 중요한 부분이다. 치매 환자가 사회와 단절되어 있으면 독립생활이 불가능하므로 각종 위험한 상황에 처할 수도 있고, 자극이 줄어들고 무얼 하고자 하는 의지가 없으므로 치매가 빨리 진행될 수 있다. 뇌를 자극하기 위해 친구를 만나고, 수다를 떠는 단순한 사회성도 필요하지만 일상의 생활 속에서도 삶의 다양성과 활력을 제공하는 새로운 만남이나 환경의 변화가 필요하다. 함께 영화를 보고, 등산을 다니거나 동호회 활동을 많이 하는 것이 좋다. 새로운 것을 배우러 다니면서 자기계발을 열심히 하는 것과 자신보다 젊은 사람들과 어울려 삶의 자극을 받는 것이 좋다. 종교생활이나 마음공부로 잘 늙어가는 것도 뇌를 건강하게 하는 데 도움이 된다. 하지만 명상이나 기도에 너무 집중하면 고지혈증이 발생하기 쉽고 이로 인해 혈관건강에 나쁜 영향을 줄 수

사회성을 키우는 치매 예방법

1. 쉽게 만날 수 있는 이웃, 친척, 친구들과 자주 만난다.
2. 때로는 새로운 친구를 사귀어 인간관계를 넓히는 것이 좋다.
3. 다양한 사람과 만날수록 뇌 자극에 도움이 된다.
4. 동호회 활동에 많이 참가한다.
5. 자기계발을 위해 열심히 배우러 다니는 것이 좋다.
6. 젊은 사람에게서 삶의 활력을 느끼고 배운다.
7. 봉사활동, 단체 활동으로 여러 사람과 이질적 삶을 느낀다.
8. 종교활동이나 마음수련을 통해 잘 늙어 가려고 노력한다.
9. 고정관념이나 신념을 가지지 않는 것이 좋다.
10. 취미생활과 여가활동도 사회성을 키워준다.

도 있으니 고지혈증 검사를 받아 보는 것이 필요하다. 지역사회 활동이나 자원봉사, 종교생활 등 단체 활동을 통해 많은 사람들과 어울리며 다양한 사람들을 만나는 것이 뇌를 자극하는 데 효과적이다. 여가 생활을 즐기는 것도 사회생활의 연장이다. 영화, 연극, 음악회, 전시회 등을 관람하거나 등산이나 여행, 그리고 야외 활동도 좋다. 화분 가꾸기나 뜨개질, 요리처럼 집에서 하는 생산적인 활동도 도움이 된다.

집 안 공기를 자주 환기시켜 냄새를 없앤다.

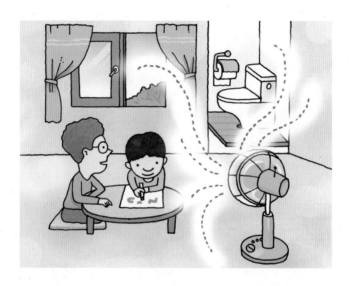

환기팬이 없는 방은 선풍기를 자주 틀어 환기시킨다.
화장실 변기 밑에 방충, 항균 효과가 있는 시트를 깔면
나쁜 냄새를 없앨 수 있다. 청소를 자주 한다.

치매, 이길 수 있다

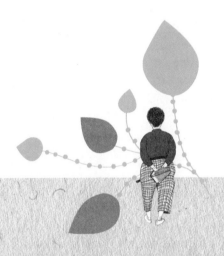

4

치매에 가장 좋은 약,
사랑

백세 건강 이야기

치매의 조기 발견과 치료

꽃도 사람을 기다린다

장모님의 동백꽃이 피었다. 베란다에 옮겨둔 주인 잃은 동백나무가 주인을 기다리는지 예쁘게 피었다. 치매와 뜻하지 않은 골절상으로 투병 중이시던 장모님도 이제 많이 호전되셨다. 장모님의 호전을 예견이라도 한 듯 장모님께서 늘 사랑으로 키우시던 동백꽃이 활짝 핀 것이다.

병원을 옮긴 후 처음에는 병실의 활기찬 분위기가 좋았지만 정신이 조금씩 맑아지신 후에는 장모님의 침상 바로 위에 설치된 시끄러운 텔레비전 소리가 수면을 방해하고 환자를 예민하게 만들었다. 아내는 연말이 다가오자 장모님을 집으로 모시고 오고 싶어 했다. 병원에서 크게 치료하는 것이 없으니 간병인과 함께 집으로 모시고 오면 병원과 다를 것이 없다는 주장이었다. 게다가 매일 의사가 당직을 서는 집이니 이보다 더 좋은 병원이 어디 있겠냐는 것이다. 경제적으로도 간병인과 함께 집으로 모시는 것이 요양원으로 모시는 것과 큰 차이가 없었다. 장모님의 돈으로 치료하는 것이니 최대한 좋은 환경을 제공해드릴 의무도 있었다. 한 달이 되어 수술해주신 선생님을 찾아뵙는 날이 되었다. 뼈가 잘 붙고 있다며 칭찬과 더불어 아내는 집으로 모셔도 된다는 허락까지 받아왔다.

집으로 돌아오시는 길은 그야말로 꽃길이 되었다. 우리 집에 커다란 축제가 열렸다. 촛불을 켜고 벌인 장모님의 귀가 잔치는 전국의 기쁨이 되었다. SNS 등을 통해 여기저기에서 축하의 메시지가 왔다. 그동안 아내의 친구들이 본인의 일처럼 마음으로 함께 해주었다. 감사한 일이었다.

집에 돌아오신 장모님도 감회가 무척 깊으신 듯 표정이 매우 밝으셨다. 온 식구들이 둘러 앉아 케이크에 촛불을 켜고 축하했다. 먼 여행길에서 돌아오신 듯 첫날 밤 편안하고 깊은 잠에 빠지셨다. 장모님은 이전보다 밝아지고 편안해지셨다. 항상 웃으시고 좋아하셨다. 얼굴에 안도의 표정이 역력했다. 긍정적으로 변하셨다. 그 편안하고 만족스러운 마음이 온 집안을 따뜻하게 했다.

밤에 주무시다가 화장실에 가실 의향이면 일어나 앉아 불을 켜셨다. 그러면 간병인 아주머니의 도움을 받아 아내가 사다 놓은 실내용 간이 화장실에 앉아 볼일을 보셨다. 장모님은 아침에 인사드리는 나에게 이렇게 말씀하셨다.

"혼자 화장실에 가지 않아. 또 다치면 자식들이 너무 고생을 하니 내가 잘해야 하기 때문이야!"

기적이었다. 장모님께서 치매 발병하시기 전처럼 자식들을 배려하고 걱정하는 훌륭한 어머님으로 돌아오신 것이다.

아내는 전보다 더 극진히 장모님을 배려하면서 평소 안 하던 부엌일과 가사를 도맡아 했다. 간병인 아주머니는 오로지 장모님의 간병을 위해 모셔온 분이니 식사와 빨래, 청소 등은 우리가 해야 한다며 평소와 다르게 몸이 피곤한데도 열심히 감당해 나갔다. 장모님은 종종 미안해 하셨지만 그때마다 아내는 장모님의 치매가 악화된 것도, 많이 좋아지신 것도 우리에게 큰 선물을 주신 거라고 설명했다. 휴대폰으로《프리미엄조선》연재 칼럼을 회수 별로 보여드리고 읽어드리며 대한민국에서 제일 유명한 할머니라고 장모님을 기쁘게 해드렸다. 장모님과 내 사진을 보시고는 "사위 덕분에 출세했네!" 하며 농담도 건네셨다.

치매 환자에게 최고의 치료는 가족의 사랑과 배려이다. 어떤 명약보다 우선이다. 장모님 역시 몸을 다치시면서 정신적으로 극심한 스트레스를 받아 치매가 악화되었던 것이 가족의 사랑과 배려로 다시

호전되신 것이다. 때때로 언성을 높이면 기억력이 감퇴되고 퇴행 행
동을 하신다. 의도적으로 그러시는지 모르고 그러시는지 몰라도 기
억력 감퇴가 눈에 띄게 차이 난다. 그래서 아내도 되도록 언성을 높
이지 않으려고 한다. 이처럼 사랑과 배려는 치매를 이기는 가장 강
력한 약이다. 아내는 "엄마!" 하고 불렀을 때 "응!" 하고 대답할 수 있
는 엄마가 계신 것만으로도 기적이라며, 아침저녁으로 장모님을 크
게 불러댄다. "엄마!"

뇌세포를 용쓰게 하라

나이가 들면서 체력이 떨어지듯 뇌 기능도 떨어진다. 현대인이 과
거에 비해 뇌를 많이 사용하여 뇌 기능이 발달했고, 이는 수명 연장
의 주동력 중 하나이다. 하지만 과도한 스트레스로 활성산소의 증가
와 혈액순환장애를 가져와 뇌의 노화를 앞당기기도 한다. 운동량 부
족으로 인해 뇌 기능이 약해진 면도 있고, 반대로 과도한 운동 중독
으로 노화가 빨라지는 경우도 있다. 영양 과다로 인한 고지혈증 등
으로 혈관성 치매의 발생이 증가하기도 한다. 생활이 윤택해지고 의
학이 발달하고 평균수명이 늘어났지만, 장수의 부산물로 치매 환자
가 증가한 것이다. 백세 시대에 뇌 건강이 신체 건강보다 중요한 이

항상 바른 자세를 유지하도록 해준다.

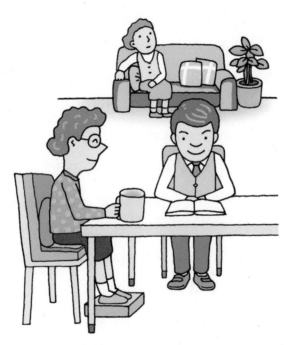

의자에 앉을 때에도 허리를 반듯하게 펴도록 쿠션을 받쳐주고,
발이 공중에 뜨지 않도록 발받침을 해주면 환자에게 편안한
안도감을 준다.

유이다.

대부분의 병은 예방하는 생활습관을 갖는 것이 중요하다. 예방이 최선이다. 그다음은 조기발견이다. 이는 차선이다. 그다음이 치료이다. 치료는 차차선이다. 한의학에서 주장하는 이야기 중 "미병을 치료하는 것이 최고 의술이다"라는 말이 있다.(미병은 '아직 병이 아니다'라는 뜻으로 진단되기 전의 질병 상태도 포함된다.) 미병의 치료는 주로 예방적인 삶을 사는 것이고, 넓게 보면 조기 진단과 치료도 미병 치료에 속한다고 볼 수 있다.

열심히 운동하는 것, 머리를 많이 쓰는 것, 담배와 과음을 멀리하는 것, 뇌에 좋은 식습관을 갖는 것, 불편을 즐기고 생활에 변화를 주는 것, 열심히 살고 마음을 다스리는 것, 사회활동을 열심히 하는 것 등의 여러 가지 두뇌 건강법도 미병 치료에 포함된다. 또한 과체중, 고혈압, 고지혈증, 당뇨병 관리, 혈전과 색전을 없애려는 노력도 넓은 의미에서 치매에 대한 미병 치료이다.

치매도 생활습관에 따라 발병 시기를 늦출 수 있다. 대부분의 사람들은 먼 훗날의 일이고 지금 당장 나의 문제가 아니니까 덮어두거나 남의 일처럼 외면한다. 많은 이들이 바쁘다는 핑계로, 때로는 번거롭고 귀찮아서 예방적인 삶을 살지 못한다. 살다 보면 치매에 걸리지 않는 예방 습관을 지키며 살 수만은 없다. 어쩔 수 없이 두뇌 건강을 챙기지 못하게 될 수도 있다. 그 결과 뇌의 노화가 이미 많이 진행되었다면, 빨리 인지하여 이때부터라도 가능한 한 치매 진행을 늦추려는 노력이 필요하다. 물론 유전적 경향성이 강한 경우라면 노력에 비해 얻는 성과가 적겠지만, 그럴지라도 노력을 전혀 안 하는 경우보다는 발병을 늦추거나 진행을 더디게 할 수는 있다.

수많은 유전 질환 중 염색체 이상으로 오는 다운증후군 환자도 예전의 통계보다 수명이 훨씬 길어졌다. 대부분의 퇴행성 치매는 유전적 경향이 많다. 유전적 경향성이 많은 알츠하이머 치매도 발병하는 연령이 다양하다. 후천적 영향을 많이 받는 것이다. 자동차 타이어가 조금 잘못 만들어졌더라도 주인을 잘 만나면 주인의 좋은 운전 습관에 따라 좀 더 멀리, 조금 더 오래 기능을 발휘할 수 있다.

치매의 조기 진단에 대한 검사법은 아직 뚜렷하지 않다. MRI와 MRA 검사가 중요하지만 치매 초기의 진단에는 한계가 있다. 뇌의 기능이 어느 정도까지 많이 떨어져도 뇌의 형태 변화가 크지 않기 때문이다. 기능이나 구조를 더 잘 알 수 있는 여러 가지 MRI도 있다. 베타아밀로이드를 찍을 수 있는 특수 PET 촬영 검사가 큰 도움이 되겠지만 아직 보편화된 것은 아니다. 진단과 치료 효과를 객관적으로 보여주기도 좋지만 신경섬유 다발의 과인산화나 다른 원인으로 발생하는 치매의 조기 발견에는 한계가 있다.

통상적으로 하는 유전자 검사로 치매 유전자가 발견되었다고 해도 결국 치매로 발병할 것인지, 발병한다면 몇 세에 발병할 것인지

정확하게 알 수는 없다. 유전자 검사 결과 판정에도 데이터가 들어가는데 이는 종족, 생활습관, 문화, 자연환경 등 여러 요인에 의해 영향을 받기 때문이다.

치매를 조기 진단하기 위해서는 인지기능 검사도 중요하다. 인지기능 검사도 이미 뇌 기능이 어느 정도 나빠진 경우에만 표가 나지 그전에는 알 수 없으며, 객관성도 매우 떨어진다. 또한 가족이나 가까운 사람 중에 치매에 대한 지식이 많은 사람이 있어야 인지 장애를 초기에 알고 검사를 빨리 받을 가능성이 높아진다. 뇌는 멀쩡하다가 하루아침에 고장 나는 경우는 많지 않다. 뇌경색이나 출혈도 외형상 갑자기 발병한 것처럼 보일 수 있지만, 병이 되기까지는 오랜 시간이 필요하다. 대부분의 퇴행성 치매도 어느 시점부터 뇌세포가 가파르게 죽어가지만, 이 또한 오랜 기간 뇌세포에 주어진 누적된 스트레스의 결과물이다. 시간이 지남에 따라 생체시계 역할을 하는 텔로미어의 크기는 줄어졌다 회복되기를 반복하지만, 결과적으로 점점 일정한 속도로 줄어든다. 각 뇌세포에 가해진 스트레스의 정도와 유전적 경향에 따라 줄어드는 속도가 다르다. 특수한 경우 텔로미어 유전자가 거의 같은 시기에 많은 뇌세포에서 고갈되는 경우 세포자살이 짧은 시간에 일어나 외형상 치매가 갑자기 발병하는 것처럼 보일 수는 있다.

간단하게 구분하면 뇌세포는 정상 작동을 하는 세포와 다양한 정도로 기능이 소실된 비정상 세포와 죽은 세포 등으로 구분할 수 있다. 특히 뇌경색이 일어나면 반쯤 병든 세포가 많이 생기는데, 일정 기간 내에 혈액 공급을 받지 못하면 거의 동시에 세포자살이 일어난다. 뇌경색이 아니라도 뇌세포는 죽어서 대부분 흡수되고, 결과적으로 뇌의 부피가 점점 줄어든다. 뇌세포는 간경화증처럼 궤사한 세포로 흔적을 남기지 않고, 대체로 세포자살을 통해 조각나 흡수된다.

특히 초기 치매 환자에서 증상의 기복이 큰 경우가 많다. 어떤 날은 멀쩡하고 어떤 날은 아주 나빠진 것처럼 보이는 경우가 있다. 바로 병든 세포의 기능 향상과 정상기능 세포가 일당백으로 용쓴 결과이다. 치매 치료에서는 병든 세포의 일부를 회복시키는 것도 정상 세포의 기능을 향상시키는 것도 목표 대상이다. 물론 뇌세포는 재생이 안 된다. 한 번 죽은 세포는 살아 돌아올 수 없다. 휴면 세포의 기능 발휘도 한계가 있다. 지금보다 뇌세포가 많아지기는 매우 어렵다. 줄기세포를 이용하기 전 까지는.

여러 가지 치매 치료 중 하나는 신경전달물질의 일종인 아세틸콜린을 분해시키는 효소를 억제시켜 뇌 기능을 유지하기 위한 약을 사용한다. 약으로 신경전달물질을 많이 유지시켜주면 신경기능이 조금 향상되고, 이것으로 자극 받은 뇌세포는 사용하지 않는 경우보다 기능이 오래 유지된다. 약으로라도 뇌세포를 용쓰게 하면 뇌세포의 위축을 지연시키는 데 도움이 된다. 즉 치매의 진행 속도를 조금은 늦추는 효과가 있다.

하지만 병든 세포를 회복시키기는 쉽지 않다. 베타아밀로이드를 없애거나 신경섬유다발의 과인산화에 대한 직접 치료법은 아직 뚜렷하지 않다. 베타아밀로이드의 종류도 많고 뇌에 있는 아밀로이드만 제거하는 예방약 개발에도 한계가 있다. 획기적 치료는 줄기세포 이용으로 가능할 수 있다. 당뇨, 고지혈증, 고혈압 등의 관리와 운동 등으로 혈액순환을 호전시키거나 여러 가지 뇌 자극은 뇌세포 재활에 제한적인 효과를 기대할 수 있다.

치료 목표 중 하나로 가족과 환자자신에게도 괴로운 미운 치매를 예쁜 치매로 만드는 약물 치료도 매우 중요하다. 치매 환자가 가족에게 주는 상처와 피해가 너무도 크기 때문이다. 피할 수 없다면, 암덩어리처럼 수술로 깨끗이 도려낼 수 있는 게 아니라면 예쁜 치매로 살아갈 수 있도록 돕는 것이 최선의 치료일 수도 있다.

병으로 진단 받으면 삶이 황폐해지는 중풍이나 치매 같은 경우 예방적 삶과 미병 치료의 중요성은 매우 크다. 때로는 근거에만 의존하여 치료하기보다는 진단이 안 되고 객관성이 떨어지더라도 추정적인 치료가 필요한 경우도 있다.

한의학적 치료 개념

"미병을 치료하는 것이 최고의 의술이다"라는 말이 있다. 미병에 대한 인식은 추정적 인식이며 객관성 또한 떨어진다. 반면 근거에만 의존할 경우 정확한 진단은 가능하겠지만 미병의 진단에는 한계가 있다. 병이 어느 정도 진행되어야 비로소 인식이 가능해지므로 치료를 늦게 시작하게 되는 단점이 있다.

한의학적 인식론은 동양철학의 인식론과 괘를 같이한다. 동양철학은 여백이다. 테두리를 한정 짓지 않는다. "색즉시공 공즉시색"이나 노자의 무위사상에서 볼 수 있듯 인간의 인식에는 한계가 있음을 인정한다. 3차원의 세계에 시간적 변수까지 고려된 시공의 의미를 중시한다. 인식의 한계를 인정하므로 각자의 주관적 인식 또한 존중한다. 가령 북한산도 바라보는 곳에 따라 모양이 제 각각이다. 헬리콥터를 타고 둘러보아 북한산을 세세히 안다고 해도 겉모습만 아는 것이지 북한산의 본질을 다 안다고 할 수는 없다. 외형적인 모습을 다 안다 해도 산속에 들어가야만 알 수 있는 북한산의 또 다른 모습도 있기 때문이다. 결국 산은 산이다. 치매도 다른 질병도 하나의 산이다. 헬리콥터를 탄다는 것은 진단기법이 발달된 것이고, 산속으로 들어간다는 것은 주관적이고 경험적인 인식을 말한다. 한의학에는 정형이 없다. 『동의보감』도 달을 가리키는 손가락이지 달 자체는 아니다. 내가 인식하고 치료하는 방법도 한의학을 대표하는 정형의 치료법이 아니다.

사람이 늙어가듯이 뇌도 늙어간다. 뇌세포도 늙어간다. 한의학에서는 신腎이 '늙어감'을 주관한다. 그 본질은 정精이 줄어든다는 것이다. 선천지정先天之精이라 하여 부모로부터 통뼈 체력을 물려받을 수도 있고, 약골 체력을 물려받을 수도 있다. 계속 감소해가는 정을 매일매일 음식으로부터 보충하여 체력을 키우거나 유지하는 것은 후천지정後天之精으로 잘 갈무리되기 때문이다. 이런 일을 '신'이 주관하기에 보신補腎이 중요한 것이다. 안티에이징과도 상통하는 말이다.

뇌세포 기능이 빨리 나빠지는 이유 중 하나로 에너지 생산 공장인 미토콘드리아가 나빠지는 경우가 있다. 힘이 빠진 세포는 전해질을 관리하지 못해 세포의 삼투압 조절이 안 되고 부풀어 오르다 결국 파괴되기도 한다. 한의학에서 기氣를 보하는 것은 에너지 생산을 늘리는 것이다. 기가 충분해지면 우울증도 개선되고 세포의 활성도 개선되고 세포의 수명도 오래 유지되기 때문이다. 뇌세포가 활동하다가 생기는 찌꺼기나 부산물 중에는 활성산소와 베타아밀로이드가 있다. 활성산소를 제거하는 항산화물질은 식물에 많으며 일부 한약재에도 포함되어 있다.

나이가 들면 피부가 거칠어지는 것처럼 혈액도 탄력이 떨어지고 활력이 감소되거나 엉긴다. 병든 혈액과 엉겨 붙은 혈액을 통틀어 어혈이라 하며, 한의학에서는 어혈 치료를 중시한다. 어혈은 뇌경색 등 각종 질환을 불러일으킬 수 있기 때문이다.

만병의 근원으로 불리는 스트레스를 한의학에서는 기체氣滯라 한다. 기가 막힌다는 뜻이다. 스트레스가 심하거나 오래되면 그로 인한 신체적 병이 생긴다. 이를 심신증心身症이라 한다. 이렇게 심신증을 일으키는 신체적 변화를 기의 분화라고 하는데, 즉 스트레스가 일으키는 신체적 변화 과정을 말한다. 스트레스, 즉 기체는 습濕을 만들고, 습은 담痰을, 담은 열熱을, 열은 풍風을 만든다.

스트레스를 심하게 받으면 머리가 하얗게 된다. 과도한 스트레스가 혈관 수축을 일으키고, 혈액이 통하지 않아 세포에 산소와 영양 부족이 생기고, 이로 인해 세포내 에너지가 고갈되는 것이다. 에너지 부족으로 세포의 삼투압을 유지하지 못하면 그 결과 부종이 생긴다. 즉 '습'이 발생한다. 부종이 심하게 생긴 세포는 파괴되고 찌꺼기가 생기며 염증을 일으키게 된다. 찌꺼기와 염증이 바로 '담'이다.

염증은 '열'을 발생시킨다. 열은 주변에 있는 신경을 예민하게 만든다. 신경흥분이 증가된다. 일종의 '풍'이다. 신경증상이 나타나는 것을 풍이라 한다.

습이 생기면 머리가 무겁고, 담이 생기면 편두통처럼 아프며, 열은 짜증을 일으키고 자극을 참지 못한다. 심해지면 성질이 폭발하거나 히스테리처럼 발병한다. 신경학적 증상이며 풍이다. 따라서 과도한 스트레스를 줄이는 것이 건강을 지키는 지름길이다.

한약 신경안정제로 스트레스를 직접 치료하기도 하지만 습, 담, 열, 풍을 치료하여 세포 손상을 줄어들게 하기도 한다. 기타 침이나 뜸으로 뇌를 자극하기도 하며 안마, 도인, 기공 등 여러 방법이 이용되기도 한다.

한의학적 치료의 특징

1. 미병 치료를 최고의 의술로 본다.
2. 미병에 대한 인식은 경험과 직관을 바탕으로 한다.
3. 객관적 인식으로 알 수 없는 인식의 저편, 즉 미병에 대한 주관적 인식을 존중한다.
4. 보신이 기본이다.
5. 보기를 통해 세포의 활성을 키우고 유지시킨다.
6. 어혈치료를 한다.
7. 기체, 습, 담, 열, 풍을 치료한다.
8. 침, 뜸 등으로 뇌를 자극시킨다.

치매와 더불어 살기

돌아온 일상

그동안 면회를 금했던 아내는 기억 장애가 있을 뿐 거의 정상 컨디션을 되찾은 장모님께 친구들의 면회금지 조치를 풀었다. 드디어 친구 분들이 집으로 놀러 오신다고 했다. 퇴근하고 돌아오자 장모님이 자랑하듯 친구들의 방문을 얘기하셨다. 친구들이 여섯 명이나 왔었다며 한 분 한 분 이름을 말하셨다. 다들 올 줄 몰랐다며 뜸하게 보시던 분들의 이름까지 기억을 끄집어내어 말씀하셨다. 아내와 나는 누구누구 오셨는지 묻고 또 물으며 그때마다 감탄했다. 친구들이 12만 원을 주고 가셨다며 고맙고 미안하다고 하셨다. 여섯 명이 왔으니까 아마도 2만 원씩 돈을 걷은 모양이라고 당신이 셈도 할 수 있음을 과시하셨다. 돈을 세어보더니 딸한테 맡겼다가 당신이 필요할 때 달라고 하면 된다고 하시며 아이처럼 환하게 웃으셨다.

우리 집에 웃음꽃이 피었다. 도우미 아주머니가 사과도 깎아 내고 귤도 까드렸다고, 친구들이 따뜻한 봄이 오면 예전처럼 같이 놀러가자고 했다고, 저녁 먹고 가라니까 다들 사양해서 큰 귤(자몽)을 하나씩 싸주셨다고 아이처럼 이야기를 늘어놓으며 연신 웃으셨다. 어떻게 친구들이 알고 왔는지 모르겠다며 밤늦도록 웃으시며 한 이야기를 하고 또 하셨다. 기분 좋은 얼굴로 휠체어에 앉아 베란다 밖의 활짝 핀 주인을 기다리던 동백꽃을 바라보셨다. 편안해 보이셨다. 다음 날 큰 기대를 품고 어제 누가 왔다 가셨냐고 물으니 세 명의 이름만 기억하셨다.

어느 날은 막내 이모가 다녀가셨다. 다음 날 어제 누가 왔다 갔느냐고 물으니 모르겠다시며 당신을 잘 알고 있는 사람 같아서 아는 척 했노라고 하셨다. 저녁에 퇴근하여 저녁에 무얼 드셨냐고 물으면 안 먹었다고 하실 때도 있고, 모른다고 하실 때도 있고, 어떤 날은 "밥 먹었지." 하신다. "반찬은요?" 하고 물으면 대부분 모른다는 대답이었다. "오늘이 며칠인지 아세요?" "몰라!" "지금 여름인가요? 겨울인가요?" "몰라!" "죽전 사시던 집 기억나세요?" "몰라!" "노인정 총무 기억나세요?" "몰라!" "남자 회장님, 경상도분 생각나세요?" "응! 그이 무지 잘해주었어……. 좋은 사람이야!" 하는 식이었다.

역시 단기기억, 초단기기억 장애는 심하셨다. 하지만 예전에 장충동 사셨던 기억도 돌아오고 옛날 기억이 되살아나 도우미 아줌마에게 옛날이야기를 많이 해주신다고 했다. 어느 날은 처남이 왔는데 삼선교에 사실 때 가게 운영하던 시절의 추억을 아들딸과 함께 주거니 받거니 하며 아주 생생하게 들려주셨다. 바로 아래 여동생인 이모님이 전화를 걸어 안부를 물으면 잘 있느냐고 되묻기도 하셨다. 전에는 동생을 아예 알아보지 못했는데 알고 그러신 건지, 아니면 아는 척 해야겠다고 생각해서 하신 말씀인지는 알 수 없었다.

수술하신 지 내일모레면 두 달째 되는 날이다. 아내는 수술을 해준 고마우신 선생님께서 회진 오셨을 때 장모님께서 "다른 소리 말고 돈이나 주고 가!" 하며 생전 안 하시던 말씀을 하셨을 때를 떠올리고는 민망하기도 하고 이제 어떻게 해야 하나 겁도 났다며 눈시울을 적셨다. 나 역시 처음 집으로 모셨을 때 당신 딸을 가리키며, "저 여자 누구야!" 하셨던 순간이 떠올랐다.

손자 이름도 모르고, 친 여동생도 몰라보고, 처음 집을 장만해서 오래도록 사셨던 장충동도 기억하지 못하고, 날짜는커녕 계절도 모르고, 여기가 딸네 집인지도 잘 모르며 지남력 장애 등을 보이시던 모습을 떠올리며 장모님의 손을 잡았다. "고맙습니다. 장모님! 정말 고맙습니다. 장하십니다! 장금순 여사님!"

치매가 악화되어 집으로 모신 지 10개월이 되었다. 오늘 아침 출근 인사를 드리러 방에 들어갔더니, "내일은 병원 가는 날이야. 그러니 오늘은 목욕해야 해. 내일은 화요일이잖아." 하신다. 날짜도 모르고 요일은 더더욱 모르셨던 장모님, 어찌나 반가운지 울컥했다.

그 이후

"나는 걸어 들어오시는 할머니가 제일 좋아! 휠체어 타고 들어오시는 할머니는 싫어!"

수술하신 지 4개월 만에 담당 교수님께 외래 진료를 받으러 지팡이 짚고 들어가신 장모님은 마치 어린 학생이 학교 선생님께 칭찬을 받은 것처럼 좋아하셨다고 한다.

"영원히 걷지 못하는 분도 계신데, 5월 어린이날까지만 참고 지팡이 꼭 짚고 다니셔요! 아셨죠? 혼자 걸으실 수 있는 희망이 있으니까 참으실 수 있잖아요!"

어린아이 달래듯 하며 자세히 안전교육을 하시는 교수님께 장모님도 꼭 약속을 지키겠노라고 다짐하셨단다. 장모님은 걷기 연습에 몰두하시고 다시금 집안에 평화가 찾아왔다.

매일 아침 뼈 영양주사를 맞혀드릴 때마다 가벼운 질문을 드리면 장모님은 예전처럼 농담으로 대답하신다. "김서방, 나 담배 가게나

환자가 매일 복용하는 약은 스스로 챙기도록 해본다.

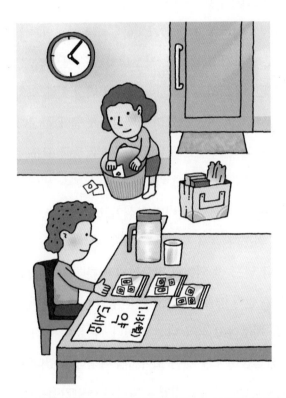

환자가 복용하는 약 종류가 많을 때는 한 봉지에 처방해달라
하는 방법도 있다. 가족 부재 시 환자가 약을 먹었는지
휴지통의 약봉지를 확인해본다.

하나 차려줘, 하하!" "그럼 93 빼기 7은요?" "어제 저녁에 전화 받으시던데 누구랑 통화하셨어요?" "응? 생각 안 나!" "아이, 장모님 생각해보셔야지요. 그래야 제가 기분 좋게 출근하지요." "그래? 그거 부산댁이야! 그런데 부산댁이 평소에 목소리가 크고 힘차거든? 근데 어제는 차분해서 누군가 했지." 하루하루 장모님은 우리가 깜짝 놀랄 정도로 달라지고 계신다. 장모님의 모습에 놀라고, 표현에 놀라고, 생활태도에 놀라고 있다. 이제는 더 이상 치매 환자가 아닌 것처럼 보여 우리로 하여금 완쾌의 기대감마저 품게 하신다.

하루는 퇴근해서 돌아오니 우리의 구세주 중국 교포 간병인 아주머니께서 "원당님, 저도 치매 예방약 해달라요! 돈 벌어 뭐하겠어요. 거저 건강해야디, 치매에 걸리면 자식이고 돈이고 아무 소용없는 거 저 알아요!" 하셨다.

오신 지 한 달도 안 되어서 장모님의 빠른 회복을 보시면서 정성껏 하루에 두 번씩 약을 데워드리던 간병인 아주머니가 당신도 치매 예방치료를 하겠다고 적극 나선 것이다. 두 분이서 하루 종일 같이 지내는 시간만큼이나 두 분은 모녀처럼 다정해 보였다. 간병인 아주머니께서는 친정어머니도 치매를 앓다가 돌아가셨는데, 그때는 치매에 대해 전혀 몰라서 잘 해드리지 못했다며 못다 한 마음을 장모님께라도 대신하고 싶다고 했다. 성씨도 같은 인동 장씨여서 그런지 꼭 돌아가신 엄마 같다고 했다. 장모님도 고향이 이북 개성이시다

보니 두 분의 검소하고 절약하고 분명하신 성품도 비슷하고, 호흡도 맞아 잘 지내셨다. 모녀처럼 의지하고 잘 지내시는 모습을 보며 우리는 장모님의 타고난 복이라고 감탄하곤 했다.

두 분이 마주앉아 손자가 사다준 화투로 돈 내기 화투를 치면서 크게 웃으시는 소리는 우리 집에 복을 불러오는 소리가 틀림없었다. 두 분이 다정하게 앉아 맛있게 식사하시는 모습을 보며 우리는 더 이상 장모님의 걱정을 하지 않아도 되었다. 같이 주무시고 같이 드시고 모든 것을 두 분이 함께 하셨다. 종일 붙어 있으면서 간병인 아주머니는 끊임없이 장모님께 이야기를 하셨다. 책도 읽어 드리고 뭔가를 계속 묻기도 했다. 장모님은 우리와는 "밥 먹었어?" "회사 바빠?" 하는 정도의 일상적인 대화만 하시지만 간병인 아주머님과는 별의별 이야기를 다 하셨다.

아주머니 덕분에 건강이 많이 회복되셔서 심지어 노래까지 한바탕 신 나게 하시는 것을 보면 얼마나 감사한 마음이 드는지 모른다. 간병을 초월해서 치료도 되는 교육을 하시는 것을 보면 마음이 앞선 간병은 병이 어떻게 해볼 도리가 없는 것이다.

하루는 우리 모두 퇴근해 오자 간병인 아주머니께서 흥분된 목소리로 핸드폰을 열어 보이며 말씀하셨다.

"우리 오늘 봄맞이 외출했다 왔어요! 그니까니 혹시 할머니께서 그냥 하시는 소리인가 해서 쭈욱 따라가 보니 다니시던 노인정인 거예요. 노인정 가서서 다치시던 날 조끼를 여기 놓고 갔다고 하면서 찾으시고, 많은 친구 분들이 반가워하시니 고맙다고 곱게 인사하시고는 거기서 식사 준비하시는 도우미 아주머니도 찾으시더라고요. 전에 잘 지내신 모양이에요."

흡사 당신 제자가 시험에 통과라도 한 듯이 아주머니는 흥분해서 연신 사진을 보여주셨다. "이 보라여! 이리 갔다 왔시여!"

얼마 후에 아주머니께서 또 말씀하셨다. "날이 하도 좋아서 나가시자 해서 이번에는 아파트 위로 쭈욱 돌아 저 위에 학교까지 갔더랬어요, 헌데 할머니께서 아드님이랑 같이 학교 운동장에 놀러 간 이야기를 하시는 거예요. 요리 가면 요리로, 그리고 조리로 하시면서 저를 데리고 갔어요, 제가 어떻게 여기 길을 알겠어요? 하하하! 우리 할머니 똑똑한 할머니세요!"

아주머니의 기쁨은 이뿐만이 아니었다. 매일처럼 기적과 같은 이야기들을 늘어놓으셨다. 신기하고 또 신기하다 하시며, 처음과는 영 다르게 좋아지시는 모습이 신이 난다 하셨다. 같이 간병인으로 일하는 교포 친구 분들도 자주 전화로 안부를 물으며 다들 기뻐하신다고 했다. 아내는 중국에 치매예방약을 수출했다며 좋아했다.

누군가가 아프고 그 아픔을 겪어 딛고 일어나는 것을 보는 것처럼 기쁜 일이 또 있을까? 장모님은 우리에게 그런 분이셨다. 우리에게 용기와 희망을 주시는 그런 분이셨다. 오랜 시간 방 안에만 누워 계시고 잘 움직이지도 못하셨지만 당신의 용기와 인내는 우리 모두에게 감동과 교훈을 주었다. 참을성과 노력! 이 놀라운 기적을 일궈낸 장모님의 의지야말로 일등공신이었다.

장모님의 생신이 되었다. 아들도 손자도 온다니 며칠 전부터 흥분하셔서 잠도 잘 안 주무시고 걸음이 빨라지셨다. 전 같으면 잊어버리시고 기억도 못할 텐데, 날짜 가는 것도 챙기며 당신의 생일을 기다리셨다. 잠도 설쳐가며 기다려온 생신날은 새벽 3시에 일어나셔서 이를 세 번이나 닦으셨다고 했다.

당신의 회복을 장모님 스스로도 기특해하셨다. 아내가 선물로 사다 드린 고운 내복을 보이시며 어린아이처럼 좋아하셨다. 가족들이 다 모여 장모님이 좋아하시던 오리구이 집으로 모시고 가자, "나 여기 세 번째 왔어!" 하신다. 무엇을 더 바라겠는가? 그저 예쁜 모습으로 백수하시길 간절히 바랄 뿐이다.

장모님이 키우시던 화초들은 꽃망울을 맺고 활짝 피울 날을 기다리고 있다. 간병인 아주머니가 말씀하신다. "이 집에 곧 좋은 일 있겠어요! 저 화초는 꽃을 피우기가 어려워서 중국에서는 저 꽃이 피면 경사가 있다고 말해요! 이리 꽃대가 여러 대 올라오는데 좋은 일이 있고말고요, 하하하!"

장모님의 예쁜 치매

1판 1쇄 발행 2014년 5월 7일
1판 8쇄 발행 2017년 7월 7일

지은이 | 김철수

펴낸이 | 최명애
펴낸곳 | 공감

등   록 | 1991년 1월 22일 제21-223호
주   소 | 서울시 송파구 마천로 113
전   화 | 02_448_9661
팩   스 | 02_448_9663
홈페이지 | www.kunna.co.kr
이메일 | kunnabooks@naver.com

ISBN 978-89-6065-297-2 13510

공감은

Win
Win
Win

나를 위하고
상대를 위하고
사회를 위하는 원고를 기다립니다.